中医针灸临床实践

王文娟　著

汕頭大學出版社

图书在版编目（CIP）数据

中医针灸临床实践 / 王文娟著． -- 汕头 ： 汕头大学出版社，2022.5

ISBN 978-7-5658-4669-4

Ⅰ．①中… Ⅱ．①王… Ⅲ．①针灸疗法 Ⅳ．①R245

中国版本图书馆CIP数据核字（2022）第084370号

中医针灸临床实践

ZHONGYI ZHENJIU LINCHUANG SHIJIAN

作　　者：王文娟
责任编辑：黄洁玲
责任技编：黄东生
封面设计：中图时代
出版发行：汕头大学出版社
　　　　　广东省汕头市大学路 243 号汕头大学校园内　邮政编码：515063
电　　话：0754-82904613
印　　刷：廊坊市海涛印刷有限公司
开　　本：710mm×1000 mm　1/16
印　　张：17
字　　数：200千字
版　　次：2022 年 5 月第 1 版
印　　次：2022 年 5 月第 1 次印刷
定　　价：158.00 元
ISBN 978-7-5658-4669-4

目　录

第一章　经络总论

经络是人体气血运行的通路，是经脉和络脉的总称。"经"有路径的含义，其贯通人体上下，沟通内外，是经络的主干，其循行特点多纵行而分布深，"络"有网络的含义，为经脉别出的分支，较经脉细小。其循行特点纵横交错，遍布全身，分布较浅。《灵枢·脉度》说："经脉为里，支而横者为络，络之别者为孙"。经络运行经气，如环无端，昼夜不停，调节全身各个部分的机能活动，协调阴阳，将人体连成为一个有机整体。

经络学说是阐述人体经络系统的循行分布、生理功能、病理变化及其与脏腑相互关系的系统理论。它是中医学理论体系的重要组成部分，贯穿于中医学的生理、病理、诊断和治疗等各方面，对中医临床各科尤其是针灸临床实践具有重要的指导作用，所以《灵枢·经脉》说："经脉者，所以决死生，处百病，调虚实，不可不通。"

第一节　经络系统的组成

经络系统，由经脉和络脉组成，其中经脉包括十二经脉、奇经八脉以及附属于十二经脉的十二经别、十二经筋和十二皮部；络脉包括十五络脉和难以计数的浮络、孙络等；其中十二经脉是主体，如图1-1所示。

图 1-1　经络系统简表

一、十二经脉

十二经脉即手三阴经、手三阳经、足三阳经、足三阴经的总称，是经络系统的主体，故又称之为十二正经。

（一）十二经脉的命名

十二经脉的名称是依据手足、阴阳、脏腑三方面而确定的。经脉循行于上、下肢的不同，有手经、足经之分；各经隶属脏腑的不同，有属脏属腑之分；经脉循行分布于四肢的内、外和所属脏腑的阴阳属性不同，有阴经、阳经之分。在分阴阳的基础上，根据阴阳之气的多少又分三阴三阳，以区分手足六经。如循行于上肢内侧经脉属于手经、阴经。阴有太阴、少阴、厥阴，其中循行于上肢内侧前缘为手太阴，隶属于肺，故称之为手太阴肺经。根据这样的原则，就定出了十二经脉的名称。

（二）十二经脉在体表的分布规律

十二经脉左右对称地分布于头面、躯干和四肢，纵贯全身。凡属六脏的经脉称为阴经，分布于四肢内侧和胸腹，上肢内侧为手三阴经，下肢内侧为足三阴经；凡属六腑的经脉称为阳经，分布于四肢外侧和头面、腰背躯干，上肢外侧为手三阳经，下肢外侧为足三阳经。以人体自然直立，两手下垂，掌心向内的姿势，将上下肢的内外侧均分为前、中（侧）、后三个区域，则手足三阳经在四肢的排列是：阳明在前，少阳在中，太阳在后；手足三阴经在四肢的排列一般是：太阴在前、厥阴在中（侧）、少阴在后，其中足三阴经在足内踝上 8 寸以下为厥阴在前、太阴在中、少阴在后，至内踝上 8 寸以上则太阴交出于厥阴之前。

（三）十二经脉的表里属络关系

十二经脉内属于脏腑，阴经属脏而络腑，阳经属腑而络脏。脏与腑有表里相合的关系，阴经与阳经有表里属络关系。如手太阴肺经属肺络大肠，手阳明大肠经属大肠络肺。肺与大肠表里相合，手太阴肺经与手阳明大肠经则表里属络。这样，十二经脉就形成了六组表里属络关系。互为表里的经脉在生理上密切联系，病变时相互影响，治疗时相互为用。

（四）十二经脉的循行走向与交接规律

十二经脉循行走向是：手三阴经从胸走手，手三阳经从手走头，足三阳经从头走足，足三阴经从足走胸腹。十二经脉的交接规律是阴经与阳经在手足交接；阳经与阳经在头面部交接；阴经与阴经在胸部交接。

（五）十二经脉的气血循环流注

十二经脉中的气血是逐经相传、循环无端的传注系统，将气血周流全身，以维持全身组织器官的生理功能和生命活动。其气血流注的次序即从手太阴肺经开始，依次流注至足厥阴肝经，再传回手太阴肺经。这样首尾相贯，如环无端，构成了经脉的气血循环系统。其流注次序见表1-1。

表1-1　十二经脉流注概况

（◀——▶表示属络，表里，——▶表示传注）

脏（阴经）（里）	腑（阳经）（表）
肺 ◀——▶	大肠
脾 ◀——▶	胃
心 ◀——▶	小肠
肾 ◀——▶	膀胱
心包 ◀——▶	三焦
肝 ◀——▶	胆

二、奇经八脉

奇经八脉是督脉、任脉、冲脉、带脉、阴跷脉、阳跷脉、阴维脉、阳维脉的总称。奇有"异"的意思，是说奇经八脉不同于十二正经。《难经·二十七难》说："凡此八脉者，皆不拘于经，故曰奇经八脉。"奇经八脉和十二正经的主要区别是：十二经脉与相关的脏腑有属络关系，经脉之间有确定的表里关系，且每条正经均有本经所属的腧穴；而奇经八脉则不直接隶属脏腑，奇经八脉之间无表里关系，除督、任二脉外，其他六脉均无本经所属的腧穴。

奇经八脉的分布部位与十二经脉纵横交错，其中督脉分布于后正中线，可调节全身的阳经之气，故称"阳脉之海"；任脉分布于前正中线，可调节全身的阴经之气，故称"阴脉之海"。

二脉各有本经所属的腧穴，其余冲、带、阴阳跷脉、阴阳维脉的腧穴，都寄附于十二正经和督、任二脉之中。冲脉分布于腹部第一侧线，交会足少阴经腧穴，任、督、冲三脉皆起于胞中，同出于会阴，然后分别循行，故有"一源三歧"之称；带脉环腰一周，状如束带，交会足少阳经腧穴；阳跷脉分布于下肢外侧及肩、头部，交会足太阳等经脉腧穴；阴跷脉分布于下肢内侧及眼部，交会足少阴等经脉腧穴；阳维脉分布于下肢外侧、肩和头项部，交会足太阳等经脉和督脉的腧穴；阴维脉分布于下肢内侧、腹部第三侧线和颈部，交会足少阴等经脉和任脉的腧穴，奇经八脉的分布除带脉外，均有前后、左右对称的特点，如督、任二脉为单脉而前后对称，冲脉、阴阳跷脉、阴阳维脉均是双脉，左右对称。

奇经八脉纵横交错地循行分布于十二经脉之间，主要作用体现在两方面：其一，沟通了十二经脉之间的联系，将部位相近、功能相似的经脉联系起来，起到统摄有关经脉气血，协调阴阳的作用，其二，对十二经脉气血有着蓄积和渗灌的调节作用，奇经八脉犹如湖泊水库，而十二经脉之气则犹如江河之水。

三、十五络脉

"络"有联络之意，络脉纵横交错于表里经脉之间，加强了表里两经的联系。络脉有别络、孙络和浮络之分。十二经脉在四肢部各分出一条络脉，再加躯干部的任脉络、督脉络及脾之大络，总称为"十五别络"，十五别络是络脉中比较主要的部分。孙络，是从别络分出的细小络脉，即《灵枢·脉度》所谓的"络之别者为孙"。孙络遍布全身，难以计数。络脉分布在皮肤表面、浮显易见者称为"浮络"，即《灵枢·经脉》所谓的"诸脉之浮而常见者"。

十五络脉的分布有一定规律。其中十二经的别络均从相关正经四肢肘膝关节以下的络穴处分出，然后走向互为表里的经脉，即阳经的络脉别走于相表里的阴经，阴经的络脉别走于相表里的阳经。络脉的分布沟通了表里两经，加强了两者之间的联系，此外，络脉的分布路线还补充了经脉循行分布的不足，任脉之络分布腹部，以沟通腹部诸阴经经气；督脉之络上行后背、头项，以沟通背、头部诸阳经经气；脾之大络则横行散布于胸胁之间。任、督之络和脾之大络及孙络、浮络等，起渗灌气血的作用。

络脉与经别都能加强表里两经之间的联系，所不同者：经别主内，没有所属腧穴，也没有所主病症；络脉则主外，各有一个络穴，并各有所主病症。

四、十二经别

经别，就是别行的正经。十二经别是从十二经脉分出，深入体腔的重要分支。经别主要分布于胸腹部和头部，能沟通表里两经，并加强经脉与脏腑的联系。

十二经别的循行分布有"离、入、出、合"的规律，经别均从同名正经的四肢肘膝关节附近别出称为"离"，走入胸腹腔称为"入"，浅出头项部称为"出"，最后阴经经别合入相互表里的阳经经别，阳经经别合入本经，称为"合"。手足三阴三阳经别根据经脉的表里关系分为六对，称为"六合"。

五、十二经筋

"筋"，《说文》解释作"肉之力也"，意指能产生力量的肌肉；而"腱"是"筋"之本，是筋附着于骨骼的部分。经筋是十二经脉及相关络脉中气血渗灌濡养的筋肉组织。全身筋肉按部位分为手足三阴三阳，即十二经筋。具有约束骨骼，屈伸关节，维持人体正常运动功能的作用。

经筋各起于四肢末端，结聚于关节和骨骼部，而走向头面躯干，行于体表，不入内脏。足三阳经筋均上结于头面，足三阴经筋均结于腹部，手三阴经筋结于胸膈上下，手三阳经筋则结于头部。某些经筋（如足阳明经筋、足太阴经筋等）还结聚于前阴。经筋有大有小，或散布成片，杨上善说："筋有大筋、小筋、膜筋……其有起维筋、缓筋等皆是大筋别名。"经筋能连缀四肢百骸、筋肉骨骼，维持关节的屈伸活动，正如《素问·痿论》所说："宗筋主束骨而利机关也。"

六、十二皮部

皮部，是十二经脉在体表皮肤的分区部位，是经络系统的一部分。《素问·皮部论》说："皮有分部"；"欲知皮部以经脉为纪者，诸经皆然。"说明皮部是十二经脉的体表分区，也是十二经脉之气的散布所在。

《素问·皮部论》说："邪客于皮则腠理开，开则邪入客于络脉，络脉满则注于经脉，经脉满则入舍于脏腑也。"这样，皮—络—经—腑—脏，成为疾病的传变层次，外邪可以通过这个途径侵入机体内部，由表及里，由轻渐重地发展演变。正由于上述皮部与经络脏腑的密切联系，在脏腑经络病变时，也能反映于皮部，出现不同部位皮肤色泽和形态等方面的变化，有助于脏腑、经络疾病的诊断，临床上在皮肤表面一定部位施行敷贴、温灸、热熨、针刺（皮肤针等）等法以治内脏疾病，都是对皮部理论的具体运用。

第二节　经络的作用和临床应用

一、经络的作用

（一）联系脏腑、沟通内外

《灵枢·海论》指出："夫十二经脉者，内属于府藏，外络于肢节。"人体的五脏六腑、四肢百骸、五官九窍、皮肉筋骨等组织器官，之所以保持相对的协调与统一，完成正常的生理活动，是依靠经络系统的联络沟通而实现的。经络中经脉、经别与奇经八脉、十五络脉，纵横交错、入里出表、通上达下，联系了人体各脏腑组织；经筋、皮部联系了肢体筋肉皮肤，加之细小的浮络和孙络形成了一个统一的整体。

（二）运行血气，营养全身

《灵枢·本藏》说："经脉者，所以行血气而营阴阳，濡筋骨，利关节者也。"气血是人体生命活动的物质基础，全身各组织器官只有得到气血的濡润才能完成正常的生理功能。经络是人体气血运行的通路，能将其营养物质输布到全身各组织脏器，从而完成和调于五脏，洒陈于六腑的生理功能。

（三）抗御病邪，保卫机体

由于经络能"行气血而营阴阳"，营气行于脉中，卫气行于脉外，使营卫之气密布周身。

外邪侵犯人体由表及里，先从皮毛开始，卫气充实于络脉，络脉散布于全身、密布于皮部，当外邪侵犯机体时，卫气首当其冲发挥其抗御外邪、保卫机体的屏障作用。

二、经络的临床应用

(一) 说明病理变化

经络是人体通内达外的一个通道，在人体患病功能失调时，又是病邪传注的途径，具有反映病候的特点。如在有些疾病的病理过程中，常可在经络循行通路上出现明显的压痛，或结节、条索状等反应物，以及相应的部位皮肤色泽、形态、温度等变化。通过望色、循经触摸反应物和按压等，可推断疾病的病理状况。

(二) 指导辨证归经

由于经络有一定的循行部位及所属络的脏腑，辨证归经，是根据体表相关部位发生的病理变化，来推断疾病所在的经脉。辨证归经在经络学说指导下进行。如头痛一症，痛在前额者多与阳明经有关，痛在两侧者多与少阳经有关，痛在后头部多与太阳经有关，痛在巅顶者多与督脉、足厥阴经有关。这是根据头部经脉分布特点辨证归经。临床上还可根据所出现的证候，结合其所联系的脏腑，进行辨证归经。如咳嗽、鼻流清涕、胸闷，或胸外上方、上肢内侧前缘疼痛等，与手太阴肺经有关；脘腹胀满、胁肋疼痛、食欲不振、嗳气吞酸等，与足阳明胃经和足厥阴肝经有关。

(三) 指导针灸治疗

针灸治病是通过针刺和艾灸等刺激体表经络腧穴，以疏通经气来调节人体脏腑气血功能，从而达到治疗疾病的目的。针灸临床通常根据经脉循行和腧穴主治特点进行循经取穴，如《四总穴歌》说："肚腹三里留，腰背委中求，头项寻列缺，面口合谷收"，就是循经取穴的具体体现。由于经络、脏腑与皮部有密切联系，故经络、脏腑的疾患可以用皮肤针叩刺皮部进行治疗，如胃脘痛可用皮肤针叩刺中脘、胃俞穴，也可在该穴皮内埋针；经络闭阻、气血瘀滞，可以刺其络脉出血进行治疗，如目赤肿痛刺太阳出血，软组织挫伤在局部刺络拔罐等。

第二章　腧穴总论

腧穴是人体脏腑经络之气输注于体表的部位，也是脏腑经络之病理反应处，又是接受针灸刺激的部位。"腧"与"俞""输"义通，有转输的含义，像水流的转输灌注；"穴"含有"孔""隙"的意思，有经气所居之义。在古代文献中，腧穴有"砭灸处""节""会""骨空""气穴""孔穴""穴道"等名称，后世通称为穴位。

"腧"读作"输"，又从简作"俞"，三字原来相通，近代针灸著作则作了区分："腧"泛指全身所有的穴位，即广义的腧穴；"输"是指井、荥、输，经、合五输穴中的第三个穴位；"俞"是指脏腑之气输注于背部的穴位，即背俞穴。本章所述，是指广义的腧穴而言。

第一节　腧穴的发展

腧穴是我国古代劳动人民长期与疾病做斗争的实践中逐渐发现的。最初的时候，当人体发生疾病时，常于一定的部位出现压痛、酸楚、敏感、肿胀、瘀血、虚陷、跳动及感觉障碍等，而对这些异常的部位施以适当的刺激，如砭刺、按摩、叩击、火烤、烧灼等，往往使病痛得到减轻或消除，健康恢复。久之，人们逐渐意识到人体的某些特殊部位具有治疗疾病的作用，这就是腧穴发现的最初过程。那时既没有固定的部位，又没有特定的名称，只是称作"砭灸处"。其后，人们对体表的施术部位及治疗作用的逐步了解深入，积累了较多的经验，发现有些腧穴有确定的位置及主治的病证，并给予位置的描述和命名，即腧穴的定位、定名阶段，随着对经络及腧穴主治作用的不断深化，古代医家对腧穴的主治作用进行了归类，并与经络相联系，逐步将腧穴归经，即定位、定名归经阶段。

早在《内经》一书中，就有腧穴归经的记载，并论及穴名 160 个，《针灸甲乙经》记载周身经穴 349 个，全书列载正中单穴 49 个，两侧双穴 300 个。并对腧穴的排列顺序进行了整理。《铜人腧穴针灸图经》记载了 354 个穴位；《针灸大成》记载了 359 个穴位，并列举了辨证选穴的范例，充实了针灸辨证施治的内容。《针灸逢源》记载了 361 个穴位，一直沿用至今。

第二节　腧穴的分类

腧穴在其发展过程中，从无定位定名到定位定名，又从定位定名到系统分类，经过历代医家用"分部"到"分经"的方法，进行了多次的整理、归纳。通常可分为十四经穴、经外奇穴和阿是穴三大类。

一、十四经穴

凡归属于十二经脉及督、任二脉的腧穴，称为"十四经穴"，简称"经穴"，共有 361 穴。其中十二经脉的腧穴均为左右对称的双穴；督脉和任脉的腧穴，则为分布于人体前后正中线的单穴。属于同一经的腧穴，大多都能主治所属经脉及其相应脏腑的病证。十四经穴是腧穴的主体部分，为临床所常用。

二、经外奇穴

经外奇穴，简称奇穴，是指既有一定的穴名，又有明确的位置，但尚未列入十四经穴系统的腧穴。这类穴多数是从自古至今陆续发现的经验有效穴。它们可弥补经穴之不足，对某些病证常有其独特的作用。它们常因位置不在十四经循行线上，难以归属某经；有些经外奇穴是一名数穴，相当于小型处方，也难以归入某一经；还有一些经外奇穴，位置虽在经络路线上，如印堂、太阳、阑尾穴。胆囊穴等，但因定名较晚，仍属于奇穴。历代针灸文献所增补的经穴，有些就是从经外奇穴而来。如《铜人腧穴针灸图经》增加的膏肓、《针灸资生经》增加的眉冲等，先前都属于奇穴。从腧穴的发展过程来看，奇穴属于经穴的早期阶段，临床上，奇穴可作为经穴的补充。

三、阿是穴

阿是穴，又称天应穴、不定穴、压痛点等。这一类腧穴既无具体名称，又无固定位置，而是根据疼痛或敏感的反应部位来定穴。即《灵枢·经筋》所说的"以痛为腧"。"阿是穴"之称首见于唐代孙思邈《备急千金要方》二十九卷中："有阿是之法，言人有病痛，即令捏其上，若里当其处，不问孔穴，即得便快成（或）痛处，即云阿是。灸刺皆验，故曰阿是穴也。"这种穴临床上多用于局部疼痛性病证。

第三节　腧穴的命名

腧穴命名，最早的记载见于《内经》，《素问·阴阳应象大论》称，"气穴所发，各有处名。"腧穴的命名，是古代医家在当时历史条件下，根据他们对宇宙间事物的认识，从天文、地理，生物形象以及人体的解剖、生理、针刺的治疗效果等各个方面，逐步总结而成，孙思邈的《千金翼方》说："凡诸孔穴，名不徒设，皆有深意。"说明腧穴的命名是有一定意义的，对穴名含义的理解，不仅有助于腧穴部位的记忆及功能的掌握，还可激发人们对我国古代灿烂文化的兴趣，从而更加热爱针灸医学；在国际上，则可更好地促进针灸医学的交流。

兹将周身腧穴的命名归纳摘要分类说明如下：

一、自然类

（一）以天文、气象名词命名

1. 日月星辰

如日月、上星、太乙、太白、天枢、紫宫、华盖等。

2. 风云雷电

如风池、风市、风府、秉风、云门、丰隆、列缺（电光）等。

（二）以地理名称结合腧穴形态、气血流注而命名

1. 山、陵、丘、墟的象形

如承山、大陵、梁丘、商丘、丘墟等。

2. 溪、谷、沟、渎的象形

如太溪、后溪、合谷、阳谷、支沟、四渎、中渎等。

3. 泉、池、泽、海等的象形

如涌泉、曲泉、阳池、曲池、尺泽、曲泽、小海、少海、太渊、清冷渊、经渠等。

4. 街、道、处、市等的象形

如气街、水道、灵道、五处、阴市、气冲、步廊等。

二、物象类

以动物、植物，建筑物和什物之类的名称，来形容某些腧穴的象形或会意。

（一）动物名称

如鱼际、伏兔、犊鼻、鸠尾等。

（二）植物名称

如口禾髎、攒竹等。

（三）建筑物名称

如神门、气户、天窗、听宫、巨阙、内庭、中府、玉堂、气舍、地仓、库房、灵台、天井、内关、曲垣等。

（四）什物名称

如颊车、缺盆、天鼎、悬钟等。

三、人体类

以人体解剖部位、生理功能以及腧穴的临床治疗作用来命名。

（一）解剖部位

如腕骨、完骨、大椎、曲骨、肝俞、心俞、脾俞、肺俞、肾俞、胃俞、膀胱俞、大肠俞、小肠俞、胆俞、阳陵泉（外）、阴陵泉（内）、阳纲（背）、阴都（腹）等。

（二）生理功能

如承泣、承浆、听宫、劳宫、气海、关元、血海、神堂、魄户、魂门、意舍、志室等。

（三）治疗作用

如光明、迎香、通天、哑门、水分、水道、交信、归来、筋缩等。

第四节　腧穴的治疗作用

腧穴不仅是气血输注的部位，也是邪气所客之处，又是针灸防治疾病的刺激点。如针中脘、足三里治疗胃病；针内关、厥阴俞治疗心绞痛；针睛明、光明治疗眼病；艾灸气海、关元、足三里以增强体质、预防疾病等。腧穴防治疾病的关键，就是其接受针、灸等适当的刺激，以通达经脉、调畅气血，使阴阳归于平衡，脏腑趋于和调，从而达到扶正祛邪的目的。腧穴在防治疾病方面的作用可概括为以下三方面：

一、近治作用

是各类腧穴治疗作用的共同特点，无论经穴、奇穴、阿是穴，它们都能治疗其所在位置局部及其邻近组织、器官的病证。例如印堂穴治疗眉心、前额疾患和眼病、鼻病；太阳穴治疗头颞部疾患及眼病；膻中穴治疗胸痛、胸闷及乳腺、心、肺疾患；肾俞穴治疗腰部病证及泌尿系疾患等。

二、远治作用

是十四经腧穴治疗作用的基本规律。在十四经腧穴中，尤其是十二经脉在四肢肘、膝关节以下的腧穴，不仅能治疗局部和邻近部位的病证，而且能治本经循行所涉及的远隔部位的组织、器官、脏腑的病证，有的甚至具有影响全身的作用，如合谷穴，不仅能治上肢病证，而且能治本经所过之处的颈部和颜面、口齿病证，还能治疗外感发热等。这是"经络所通，主治所及"规律的体现。

三、特殊作用

是指某些腧穴的治疗具双向良性调整作用和相对特异治疗作用。如关元、气海、足三里、膏肓具有强壮作用；人中、素髎、会阴、十宣可以开窍醒脑并能使呼吸功能增强；大椎、曲池、合谷退热；水分、阴陵泉利小便；至阴矫正胎位；百会益气升提等。临床实践还证明，针刺某些腧穴，对机体的不同状态，可起着双向性的良性调整作用。如泄泻时，针刺天枢可止泻；便秘时，针刺天枢又能通便。心动过速时，针刺内关能减慢心率；心动过缓时，针刺内关又可使之恢复正常等。这些均是腧穴的特殊治疗作用。

第五节　腧穴的主治规律

人体各部腧穴的主治范围，与其所属经络和所在部位的不同有直接关系。无论腧穴局部治疗作用，还是邻近或远隔部位的治疗作用，都是以经络学说为依据的，即是"经络所通，主治所及"。

一、分经主治规律

十四经腧穴的分经主治，以手足三阴、三阳及督、任划分，各组经穴主治既有主治本经病证的特性，又有主治二经或三经相同病证的共性。兹将各经腧穴主治的异同分经列于表2-1。

表2-1　十四经腧穴主治异同表

经名		本经主治特点	三经共同点
手三阴经	手太阴经	肺、喉病	胸部病症
	手厥阴经	心、神志、胃病	
	手少阴经	心、神志病	

	经名	本经主治特点	三经共同点
手三阳经	手阳明经	前头、鼻、口齿病	头部、五官病、热病
	手少阳经	侧头、耳、胁肋病	
	手太阳经	后头、肩胛、神志病	
足三阳经	足阳明经	前头、口齿、咽喉、胃肠病	头部、五官病、热病
	足少阳经	侧头、耳、胁肋病	
	足太阳经	后头、目、项、背腰、脏腑病	
足三阴经	足太阴经	脾、胃病	腹部及前阴病证
	足厥阴经	肝病	
	足少阴经	肾、肺、咽喉病	
任督脉	督脉	中风、昏迷、热病、头面病	神志病、脏腑病、妇科病
	任脉	具有回阳、固脱、强壮作用	

二、分部主治规律

十四经腧穴，因其所在部位的不同，各有其主治特点，其大体规律是：头、面、颈项部的腧穴，除个别能治全身性疾病或四肢疾患外，绝大多数均治局部病证；胸腹部腧穴，大多可治脏腑病及急性病，少数腧穴还能主治全身性疾患；背腰部腧穴，除少数能治下肢疾患外，大多可治局部病、脏腑病和慢性病；四肢部肘膝以上的腧穴，以治局部病症为主；肘膝以下至腕踝部腧穴，除治局部病症外，还能治脏腑疾患；腕、踝以下腧穴，除能治局部病症外，还能治头面、五官病症，以及发热、神志病等全身疾患。

第六节　特定穴

特定穴是指十四经穴中具有某些特殊治疗作用和特殊含义的一类腧穴。由于它们的主治功能、含义不同，因此各有特定的名称。特定穴在临床针灸治疗中具有十分重要的意义。

一、五输穴

十二经脉在肘膝以下各有井、荥、输、经、合五个腧穴，总称五输穴。其次序是从四肢末端向肘、膝方向排列的。《灵枢·九针十二原》篇说："经脉十二，络脉十五，凡二十七气以上下。所出为井，所溜为荥，所注为输，所行为经，所入为合。"是指经络之气自四肢末端向上合入于四肢肘、膝部，像水流一样由小到大、由浅入深。经气初出，如水的源头，所以称"井"；经气稍盛，如水之微流，所以称"荥"；经气渐盛，如较大水流灌注，所以称"输"；经气更盛，像水在通畅的河道中流过，所以称"经"；经气充盛深入处，宛如水流汇合，所以称"合"。

二、原穴、络穴

原穴是脏腑原气经过和留止的部位。"原"即本源、原气之意。十二经脉在四肢部各有原穴，故又名"十二原"。在六阳经，原穴单独存在，排列在五输穴的输穴之后，经穴之前；六阴经，则以输为原。《灵枢·九针十二原》曰："五脏有疾也，应出十二原……凡此十二原者，主治五脏六腑之有疾者也。"《难经·六十六难》也说："五脏六腑之有病者，皆取其原也。"说明原穴可以用于治疗各自所属脏、腑的病变，临床上也可根据原穴的反应变化，推断脏腑功能的盛衰。

络脉是从经脉分出的部位各有一个腧穴叫作络穴，"络"即联络之意。以沟通表里两经的联系。在四肢部十二经脉各有一个络穴，在躯干部还有督脉络穴、任脉络穴、脾之大络，共15穴，故合称为"十五络穴"。络穴可治疗表里两经和络脉分布部位的病证。

三、俞穴、募穴

俞穴是脏腑之气输注于背腰部的腧穴，故又称为背俞穴。背俞穴位于背腰部足太阳膀胱经的第一侧线上，大体依脏腑位置而上下排列，分别冠以脏腑之名，共12穴。当脏腑发生病变时，在相关的背俞穴处常出现压痛或敏感现象。《灵枢·背俞》说："欲得而验之，按其处，应在中而痛解，乃其俞也。"因此，某一脏腑有病，可选用其相应的背俞穴进行治疗。

募穴是脏腑之气汇聚于胸腹部的腧穴。六脏六腑共有十二募穴。它们与相应脏腑的部位较接近，脏腑有病多反应于募穴。如胆病可在日月或期门出现压痛；胃病可在中脘穴有压痛等。故募穴的治疗作用，多以脏腑及局部疾病为主。例如：天枢治疗肠道病及腹痛；中极治疗泌尿系统疾患及小腹痛等。

四、郄穴

郄，有孔隙的意思。郄穴是指经脉气血曲折汇聚的孔隙。大多分布在四肢肘膝以下。十二经脉各有1个郄穴，阴跷、阳跷、阴维、阳维四条奇经亦各有1个郄穴，共为16个郄穴。郄穴对本经循行部位及所属脏腑的急性病证有较好的治疗作用，可用于相应脏腑经络的急性病证。此外，临床上通过按压郄穴进行检查，还可作协助诊断之用。

五、下合穴

下合穴，又称六腑下合穴，是指六腑之气下合于足三阳经的六个腧穴。主要分布于下肢膝关节以下部位。它是根据《灵枢·邪气脏腑病形》中"合治内府"的理论而提出来的，即指"胃合于三里，大肠合入于巨虚上廉，小肠合入于巨虚下廉，三焦合入于委阳，膀胱合入于委中央，胆合入于阳陵泉"，因大肠、小肠、三焦三经在上肢原有合穴，而上述六穴都在下肢，为了区别，故以下合穴命名。下合穴在临床上多用于治疗六腑病证。

六、八会穴

"会"即聚会之意，八会穴即脏、腑、气、血、筋、脉、骨、髓的精气聚会的八个腧穴。分布于躯干部和四肢部，各穴与其他特定穴多互有重复。八会穴与所属脏腑组织的生理特性有着密切的关系，因此在治疗方面，凡属脏、腑、气、血、筋、脉、骨、髓的病变，均可取其相应的八会穴。

七、八脉交会穴

八脉交会穴是指奇经八脉与十二经脉之气相交会的八个腧穴，又称"交经八穴"。八脉交会穴均分布于腕踝关节的上下。

八、交会穴

交会穴是指两经或数经相交会合的腧穴。全身的交会穴有 90 余个，大多分布于躯干、头面部。其中主要的一经即腧穴所归属的一经称为本经，相交会的经称为他经。

第七节　腧穴的定位法

腧穴的定位法又叫取穴法。人体的腧穴很多，取穴的正确与否，直接影响到治疗效果。因此，历代医家都非常重视。《备急千金要方》指出腧穴位置多当在"肌肉纹理、节解缝会宛陷之中；及以手按之，病者快然。"窦汉卿在《标幽赋》中论及取穴方法时说："取穴之法，必有分寸，先审自意，次观肉分，或屈伸而得之，或平直而安定。在阳部筋骨之侧，陷下为真；在阴部郄腘之间，动脉相应。取五穴用一穴而必端，取三经用一经而可正。"简要地指出了腧穴位置的一般特点和针灸取穴的特点。说明腧穴位置大多在人体肌肉和骨节的空隙所形成的凹陷处。临床常用的腧穴定位法有体表解剖标志定位法，"骨度"分寸定位法和指寸定位法三种，兹分述如下。

一、体表解剖标志定位法

根据人体表面解剖的一些标志为依据而定取穴位的方法，称体表解剖标志定位法，又叫"自然标志取穴法"，这是腧穴定位的主要依据之一。体表解剖标志法可分以下两种：

（一）固定的标志

指体表上不因活动而出现的明显的标志。如五官、毛发、指（趾）甲、乳头、肚脐等，以及各部骨节的突起和缝隙，肌肉的隆起和凹陷，其中主要是指"骨性标志"和"肌性标志"。由于这些标志固定不移，所以有利于腧穴的定位。临床取穴，对靠近某些体表标志的腧穴，可直接以此为据。例如两眉之间取印堂，鼻尖取素髎，两乳之间取膻中，脐旁2寸取天枢，腓骨头前取阳陵泉，两肩胛骨下角连线中点取至阳，两髂嵴上缘连线中点取腰阳关等。

（二）活动的标志

指关节、肌肉、皮肤随着适当的屈伸动作而出现的标志，包括关节的间隙、肌肉和肌腱的隆起或凹陷、皮肤的皱纹等。例如取耳门、听宫、听会等应张口；取下关时应闭口；屈肘纹头取曲池；握拳掌横纹头取后溪；取阳溪穴时应翘起拇指，当拇长、短伸肌腱之间的凹陷中是穴等。

临床上还有一些采用某种姿势找取标志来定取穴位的方法，又称"简便取穴法"。如以病人两手虎口自然平直交叉，当食指尖端所指高骨凹陷处取列缺；两手臂自然下垂，股外侧中指端取风市；两耳尖直上连线中点取百会等。

二、"骨度"分寸定位法

"骨度"分寸定位法，古称"骨度法"。最早记载见于《灵枢·骨度》篇。后来参照这一记载将人体各个部分分别规定其折量长度，作为量取穴位的标准。不论男女、老少、高矮、胖瘦的患者，均可参照此标准测量，人体各部常用的"骨度"分寸见图 2-1 说明。

(a) 骨度折量寸 (头部)

(b) 骨度折量寸 (正面)　　(c) 骨度折量寸 (背面)

图 2-1　人体各部常用骨度分寸图

三、指寸定位法

指寸定位法，是在"骨度"分部折寸的基础上，以患者的手指为标准来定取穴位的方法，故又称"手指同身寸法"，简称"指寸法"。医者根据病人身材高矮和手指的长短粗细情况，适当做出增减比例，也可用自己的手指来量取穴位，本法有一定的适应范围，临床常用的有以下三种：

（一）中指同身寸

是以患者的中指中节屈曲内侧两端横纹头之间作为1寸，可用于四肢部取穴的直寸和背部取穴的横寸（图2-2）。

（二）拇指同身寸

是以患者拇指指关节的横度作为1寸，亦可用于四肢部的直寸取穴（图2-3）。

（三）横指同身寸

又名"一夫"法。夫，扶的意思。《礼记》注："铺四指曰扶"，此法是令患者将食指、中指、无名指和小指并拢，以中指中节横纹处为准，四指横量作为3寸，多用于四肢及腹部的取穴（图2-4）。

图2-2　中指同身寸法　　图2-3　拇指同身寸法　　图2-4　横指同身寸法

指寸法必须在"骨度"分寸规定的基础上运用，不能以指寸悉量全身各部，否则会长短失度。"骨度"分寸与指寸在临床应用中应该互相结合。

上述三种腧穴定位法，从定位的正确与否来看，以体表解剖标志（主要指固定标志）和"骨度"分寸法取穴比较恒定、准确，指寸法和简便取穴法的活动标志虽然便利，但差异性也较大。临床定穴必须以前法为主要依据，适当参合后法，灵活运用，以求取穴的准确。

第三章　经络腧穴各论

第一节　任脉、督脉

一、任脉

【经脉循行】①起于小腹内；②下出于会阴部（会阴穴），向前进入阴毛部；③沿着腹内正中线上行，经过关元等穴；④到达咽喉部；⑤上行至颏部（承浆穴）；⑥环绕口唇，经过面部；⑦进入目眶下（承泣穴，足阳明经）（图3-1）。

图3-1　任脉循行示意图

任脉者，起于中极之下，以上毛际，循腹里，上关元，至咽喉，上颐循面入目。(《素问·骨空论》)

【联系脏腑器官】胞宫、咽喉、口唇、目。

【主治概要】本经腧穴主要治疗腹、胸、颈、头面的局部病证及相应的内脏器官病证，少数腧穴有保健作用或可治疗神志病证。例如：月经不调、痛经、带下、遗精、阳痿、小便不利、遗尿、泄泻、呕吐、咳喘、胸痛、咽喉肿痛、口㖞、脱证、癫痫等。

【本经腧穴】本经一名一穴，共24穴。首穴会阴，末穴承浆。

（一）会阴

【定位】仰卧屈膝。在会阴部，男性当阴囊根部与肛门连线的中点；女性在大阴唇后联合与肛门连线的中点（图3-2）。

图3-2　会阴穴

【主治】①溺水窒息，昏迷，癫狂；②小便不利，遗尿，阴痒；③遗精，阳痿；④月经不调，阴挺；⑤痔疾，脱肛。

【刺灸法】直刺0.5~1.0寸；孕妇慎用；可灸。

以下各经穴刺灸法中，除禁针穴外，主要介绍毫针的常规针法。使用三棱针法点刺出血时，有出血倾向的患者忌用。灸法中除禁灸穴及特殊灸法外，一般均可温和灸10~20分钟，不再一一赘述。

【附注】配伍应用：会阴穴为急救穴之一，配水沟、中冲治疗呼吸衰竭；配肩井、中极治疗难产，胞衣不下；配中极、关元、肾俞治疗遗精。

（二）曲骨

【定位】仰卧位。在下腹部，前正中线上，耻骨联合上缘的中点处（图3-3）。

【主治】①癃闭，遗尿；②遗精，阳痿；③月经不调，痛经，赤白带下，胞衣不下。

【刺灸法】直刺0.5~1.0寸；穴位深部是膀胱，故应在针前排尿，癃闭者用斜刺或平刺，孕妇禁针；可灸。

【附注】

（1）配伍应用：配三阴交治疗手术麻醉后尿潴留；配关元、归来、急脉治疗遗精、阳痿、早泄；配大敦治疗痛经；配太冲、关元、三阴交、复溜治疗赤白带下。

图3-3　任脉腹部穴位示意图

（2）据报道：①遗尿：毫针平刺，得气后行刮针法，再向左右旁开斜刺入肌层，行同样手法后出针，每日1次，7~15次为1疗程，有一定疗效；②尿潴留：针刺膀胱神经支配完整的尿潴留患者的曲骨、中极、关元等穴，捻针时膀胱逼尿肌收缩，内压上升。

（三）中极　膀胱募穴

【定位】仰卧位。在下腹部，前正中线上，当脐中下4.0寸（图3-3）。

【主治】①遗尿，癃闭，小便不利；②遗精，阳痿，疝气，不育；③月经不调，痛经，崩漏，带下，阴挺，产后恶露不尽，不孕。

【刺灸法】直刺0.5~1.0寸；穴位深部是膀胱，故应在针前排尿，癃闭者用斜刺或平刺，孕妇禁针；可灸。

【附注】

（1）配伍应用：中极穴位于小腹部，是膀胱的募穴和足三阴经的交会穴。肝、脾、肾三脏与生殖、泌尿功能关系密切，故本穴是治疗生殖系统病证及膀胱病证的主穴之一。中极配膀胱俞为"俞募"配穴，主治膀胱功能失常引起的小便异常；配三阴交、阴陵泉治疗癃闭；配肾俞、命门、横骨、气穴治疗阳痿、遗精；配阴交、石门，治疗闭经、产后恶露不止；配三阴交、大赫治疗原发性不孕。

（2）据报道：①调整膀胱机能：中极穴对神经系统疾患引起的膀胱机能障碍者有调整作用，用泻法针刺中极、横骨，既可使紧张性的膀胱张力降低，又可使弛缓性膀胱张力增高；②男子性功能障碍：针刺中极、关元、三阴交，得气后留针15分钟，每隔5分钟施以捻转补法，每日1次，20次为1疗程。

（四）关元 小肠募穴

【定位】仰卧位。在下腹部，前正中线上，当脐中下3.0寸（图3-3）。

【主治】①中风脱证，虚劳羸瘦，元气虚损；②腹痛，泄泻，痢疾，脱肛；③遗尿，癃闭，小便不利；④遗精，阳痿；⑤月经不调，痛经，经闭，带下，不孕，阴挺，恶露不尽。

【刺灸法】直刺1.0寸左右；针前排尿，孕妇慎用；多用灸法。

【附注】

（1）配伍应用：关元穴位于男子藏精、女子蓄血之处，为真元之气出入之所，是足三阴经与任脉的交会穴，保健要穴之一，具有培肾固本、补益元气、回阳固脱的作用。虚劳羸瘦、中风脱证、急性吐泻引起的元阳暴脱以及生殖、泌尿系疾病中属于肾虚元气不足者，皆可取关元为主穴而治疗。关元又是小肠募穴，配小肠俞为"俞募"配穴，配下巨虚为"募合"（下合穴）配穴，治疗小腹疼痛、泄泻、痢疾等小肠腑病；配委阳、阴陵泉治疗癃闭；配太溪治疗久泻，久痢。

（2）《扁鹊心书》：每夏秋之交，即灼关元千壮，久久不畏寒暑。人至三十，可三年一灸脐下三百壮；五十，可二年一灸脐下三百壮；六十，可一年一灸脐下三百壮，令人长生不老。

（3）据报道：①促进垂体性腺系统的功能：针刺关元、中极、大赫等穴，可引起血浆黄体生成素、卵泡刺激素水平发生变化，改善迟发排卵，并对男子精子缺乏症也有疗效；②抗休克：艾灸关元穴能使休克患者的血压及其指温均有升高作用；③遗尿：取关元透中极、百会，毫针中刺激，留针20~30分钟，针后灸关元穴；④痛经：配三阴交，针刺关元时针尖向下，针后加艾炷灸，以小腹部有热感为度。

（五）石门　三焦募穴

【定位】仰卧位。在下腹部，前正中线上，当脐中下2.0寸（图3-3）。

【主治】①腹痛，泄泻，痢疾；②小便不利，水肿；③遗精，阳痿，疝气；④带下，崩漏，产后恶露不尽。

【刺灸法】直刺1.0寸左右，孕妇慎用；可灸。

【附注】

（1）配伍应用：石门配三焦俞为"俞募"配穴，配委阳为"募合"（下合穴）配穴，主治三焦功能失常所致的病证，如腹胀、腹水、癃闭；配关元、三阴交治疗痛经、崩漏。

（2）《针灸甲乙经》载："女子禁不可刺灸中央，不幸使人绝子"。《铜人腧穴针灸图经》、《针灸大成》皆载："妇人不可针，针之终身绝子"。

（六）气海

【定位】仰卧位。在下腹部，前正中线上，当脐中下1.5寸（图3-3）。

【主治】①中风脱证，脏气虚惫，虚劳羸瘦；②腹痛，泄泻，便秘；③遗尿，癃闭，小便不利；④遗精，阳痿；⑤月经不调，痛经，经闭，崩漏，带下，阴挺，产后恶露不尽。

【刺灸法】直刺1.0寸左右；孕妇慎用；可灸。

【附注】

（1）配伍应用：气海穴位居腹部，为生气之海，有补元气、调气机、固精血之功，是保健要穴之一，主治作用与关元穴基本相同。配足三里、肾俞治疗体弱无力；配膻中、太渊治疗气短；配天枢、足三里、关元治疗胃下垂；配血海治疗经闭；配中极、三阴交治疗痛经；配三阴交治疗遗精；配支沟、大肠俞、足三里治疗麻搏性肠梗阻；配复溜治疗多汗、自汗。

（2）据报道：①急性菌痢：针刺气海、天枢、上巨虚、曲池、合谷等穴治疗急性菌痢，用提插与捻转泻法，有良好的疗效；针刺菌痢患者的气海、天枢等穴，可使免疫球蛋白（IgA、IgG、IgM）有不同程度的升高；②精子缺乏症：隔姜灸气海穴。

（七）阴交

【定位】仰卧位。在下腹部，前正中线上，当脐中下 1.0 寸（图 3-3）。

【主治】①腹痛，泄泻，疝气；②水肿，小便不利；③月经不调，崩漏，带下，恶露不尽。

【刺灸法】直刺 1.0 寸左右，孕妇慎用；可灸。

【附注】配伍应用：配涌泉治疗小便淋沥不尽；配三阴交、气海、子宫穴治疗崩漏。

（八）神阙

【定位】仰卧位。在腹中部，脐中央（图 3-3）。

【主治】①脱证；②腹胀，腹痛，久泄，久痢，便秘，脱肛；③水肿。

【刺灸法】禁针；可灸（多用艾炷隔盐灸或隔姜灸）或中药外敷。

【附注】

（1）配伍应用：神阙穴位于腹之中部的肚脐，既是生命之根蒂，元神之门户，又是中、下焦之枢纽，有回阳救逆、开窍苏厥、健脾理肠的作用，故中风脱证或急性吐泻导致的元阳暴脱、虚寒性腹痛、水肿、久泄、久痢、脱肛等病证可取本穴重灸，常与气海、关元、足三里等穴配伍应用。

（2）据报道：①提高机体免疫力：老年人神阙穴保健灸2个月前后的免疫功能测定显示，可提高细胞免疫功能，提高 T 淋巴细胞的数值及红细胞 C3b 受体花环的形成率，并能提高体液免疫功能，使免疫球蛋白 IgA、IgG、IgM 含量显著增加；②五更泻：取肉桂、鸡内金各3g，硫黄、枯矾、五倍子各6g，白胡椒1.5g，鲜葱3~5节，捣烂后加醋共调成糊状，平摊于神阙穴，以纱布覆盖，每次敷2小时，每天1次；③产后尿潴留：将盐炒黄填入神阙穴，葱压成0.3cm饼状置于盐上，艾炷置于葱饼上，灸1~4壮；④荨麻疹：取神阙穴用闪罐法，每日1次，连续治疗3次。

（九）水分

【定位】仰卧位。在腹部，前正中线上，当脐中上1.0寸（图3-3）。

【主治】①水肿，小便不利；②腹胀，腹痛，反胃，泄泻。

【刺灸法】直刺1.0寸左右；水液病多用灸法。

【附注】配伍应用：水分穴主要治疗水液病。配脾俞、阴陵泉、三阴交、中脘治疗水肿、腹水；配中极、关元治疗小便不利；配阴陵泉、足三里治疗泄泻；配阴陵泉、三阴交、脾俞、关元等穴治疗肥胖症。

（十）下脘

【定位】仰卧位。在上腹部，前正中线上，当脐中上2.0寸处（图3-3）。

【主治】①胃痛，呕吐，食谷不化，腹胀，泄泻；②痞块。

【刺灸法】直刺1.0寸左右；可灸

【附注】

（1）配伍应用：配天枢、下巨虚、大横治疗腹痛、泄泻；配中脘、内关、足三里治疗呕吐。

（2）据报道：针刺下脘穴可促进胃、十二指肠溃疡的愈合，胃液分泌虽多保持高分泌状态，但胃的总酸度和自由酸度多趋于正常化。

（十一）建里

【定位】仰卧位。在上腹部，前正中线上，当脐中上3.0寸处（图3-3）。

【主治】①胃痛，呕吐，呃逆，食欲不振，腹胀；②水肿。

【刺灸法】直刺1.0寸左右；可灸。

【附注】配伍应用：配内关、足三里、梁丘治疗胃痛；配水分、脾俞治疗水肿；配足三里治疗消化不良。

（十二）中脘　胃之募穴、八会穴之腑会

【定位】仰卧位。在上腹部，前正中线上，当脐中上4.0寸处（图3-3）。

【主治】①胃痛，食谷不化，呕吐，吞酸，腹胀，泄泻；②黄疸；③痰多咳喘；④失眠，癫狂。

【刺灸法】直刺1.0寸左右；可灸。

【附注】

（1）配伍应用：中脘穴是胃的募穴、腑之会穴，是治疗各种胃肠病证的主穴之一。配胃俞为"俞募"配穴，配足三里为"募合"（下合穴）配穴，治疗胃腑诸疾。配足三里、梁丘治疗胃痛；配内关、公孙治疗恶心呕吐；配曲池、天枢、上巨虚治疗痢疾；配四缝、阳陵泉治疗胆道蛔虫症。

（2）据报道：①胃下垂：以中脘、气海穴为主穴，电针治疗胃下垂有效，且远期疗效比较巩固；②溃疡病急性穿孔：针刺足三里、中脘、梁门、天枢穴，具有较好的治疗效果；③对胃肠道功能的影响：针刺中脘穴可使正常人的胃、小肠蠕动增强，幽门立即开放，胃下缘轻度升高；有一定的促进胃酸分泌作用。

（十三）上脘

【定位】仰卧位。在上腹部，前正中线上，当脐中上 5.0 寸处（图 3-3）。

【主治】①胃痛，呕吐，呃逆，腹胀；②癫痫。

【刺灸法】直刺 0.5~1.0 寸；可灸。

【附注】配伍应用：配内关、膻中、足三里治疗反胃；配内关、公孙治疗呃逆；配神门，治疗失眠、烦躁。

（十四）巨阙　心之募穴

【定位】仰卧位。在上腹部，前正中线上，当脐中上 6.0 寸，或胸剑结合部下 2.0 寸处（图 3-3）。

【主治】①胸痛，心悸；②癫狂痫；③胃痛，呕吐，吞酸。

【刺灸法】直刺，或向下斜刺 0.3~0.5 寸，不可深刺，以免伤及肝脏；可灸。

【附注】

（1）配伍应用：巨阙穴配心俞为"俞募"配穴，治疗心胸痛；配水沟、大椎、后溪、内关、申脉治疗癫痫；配膻中、膈俞、内关治疗噎膈。

（2）据报道：针刺巨阙、不容（右）、阳陵泉、足三里等穴，对胆道口括约肌有明显的解疼作用，并能促进胆总管的收缩。

（十五）鸠尾　络穴

【定位】仰卧位。在上腹部，前正中线上，当脐中上 7.0 寸，或胸剑结合部下 1.0 寸处（图 3-3）。

【主治】①心痛，心悸，胸闷；②癫狂痫；③呃逆。

【刺灸法】直刺，或向下斜刺 0.3~0.5 寸，不可深刺，以免伤及肝脏；可灸。

【附注】配伍应用：配涌泉、丰隆治疗癫痫。

（十六）中庭

【定位】仰卧位。在胸部，当前正中线上，平第5肋间，胸剑结合部（图3-4）。

【主治】①胸胁胀满，心痛；②呕吐。

【刺灸法】平刺0.3~0.5寸；可灸。

（十七）膻中　心包募穴、八会穴之气会

【定位】仰卧位。在胸部，当前正中线上，

图3-4　任脉胸部穴位示意图

平第4肋间，两乳头连线的中点处（图3-4）。

【主治】①胸闷，咳嗽，气喘；②心悸，胸痛；③呕吐，呃逆；④产妇乳少，乳痈，乳癖。

【刺灸法】平刺0.3~0.5寸；可灸。

【附注】

（1）配伍应用：膻中穴是心包募穴、气之会穴，是治疗心、肺病证的主穴之一。配厥阴俞为"俞募"配穴，治疗心包病证；配心俞、内关治疗胸痹；配鱼际、尺泽治疗实性咳喘；配气海、太溪治疗虚性咳喘；配气海、百会治疗气虚；分别向两乳平刺，配少泽、足三里等穴，治疗产后乳少；配乳根、少泽治疗乳痈。

（2）据报道：①产后乳少：艾灸或针刺膻中穴，能使催乳素分泌增加，促进乳汁分泌治疗产后乳少，其作用优于足三里穴，配合谷、少泽穴则收效更佳；②乳腺炎：配曲池、合谷穴用泻法或加电针，对乳腺炎急性期有明显疗效；③冠心病：以膻中、内关、足三里为主穴，针刺治疗冠心病，能改善冠状动脉和脑循环，改善左心室功能，缓解临床症状。

（十八）玉堂

【定位】仰卧位。在胸部，当前正中线上，平第 3 肋间（图 3-4）。

【主治】①咳嗽，气喘，胸闷，胸痛；②呕吐。

【刺灸法】平刺 0.3~0.5 寸；可灸。

【附注】配伍应用：配中府、肺俞治疗咳嗽、气喘。

（十九）紫宫

【定位】仰卧位。在胸部，当前正中线上，平第 2 肋间（图 3-4）。

【主治】咳嗽，气喘，胸闷，胸痛。

【刺灸法】平刺 0.3~0.5 寸；可灸。

【附注】配伍应用：配肺俞、天突、风门治疗咳嗽、气喘。

（二十）华盖

【定位】仰卧位。在胸部，当前正中线上，平第 1 肋间（图 3-4）。

【主治】①咳嗽，气喘，胸痛；②咽喉肿痛。

【刺灸法】平刺 0.3~0.5 寸；可灸。

（二十一）璇玑

【定位】仰卧位。在胸部，当前正中线上，胸骨柄的中央，即天突穴下 1.0 寸处（图 3-4）。

【主治】①咳嗽，气喘，胸痛；②咽喉肿痛。

【刺灸法】平刺 0.3~0.5 寸；可灸。

（二十二）天突

【定位】仰靠坐位。在颈部，当前正中线上，胸骨上窝的中央

（图3-5）。

【主治】①咳嗽，气喘，胸痛；②咽喉肿痛，暴暗；③瘿气，梅核气；④噎膈。

【刺灸法】先直刺0.2~0.3寸，当针尖超过胸骨柄的内缘后，将针尖向下，沿胸骨柄后缘、气管前缘，缓慢向下刺入0.5~1.0寸。必须严格掌握针刺的角度和深度，以防刺伤肺脏和有关动、静脉；可灸。

图3-5　任脉颈部穴位示意图

【附注】

（1）配伍应用：配膻中、肺俞、尺泽治疗咳嗽；配定喘、丰隆治疗哮喘；配廉泉、内关治疗失语；配列缺、照海治疗梅核气。

（2）据报道：①地方性甲状腺肿：针刺天突、合谷、太阳、廉泉等穴，可使尿中排碘量降低，甲状腺对碘的吸聚和利用能力提高，甲状腺腺体缩小，症状消失，基础代谢率明显降低。②食管癌：针刺天突、膻中，可使肿瘤部上、下段食管蠕动增强，食管内腔直径增宽。③对呼吸功能的影响：针刺天突、肺俞、大抒、太渊、足三里等穴，能降低吸气或呼气阶段的气道阻力，尤以呼气时更为明显。若电针天突穴，则对外周性呼吸衰竭有明显的疗效。④针刺天突穴治疗咳嗽亦有临床报道有效率达90%。

（二十三）廉泉

【定位】仰靠坐位。在颈部，当前正中线上，喉结上方，舌骨体上缘中点凹陷处（图3-5）。

【主治】①舌强不语，暴暗，舌下肿痛，口舌生疮，舌缓流涎；②咽喉肿痛，吞咽困难。

【刺灸法】针尖向舌根方向斜刺0.5~0.8寸，一般不留针；可灸。

【附注】配伍应用：廉泉穴主要治疗舌咽部的病症。配心俞、哑门、通里治疗失语；配然谷、中冲治疗舌下肿痛；配少商、合谷治疗咽喉肿痛。

（二十四）承浆

【定位】仰靠坐位。在面部，当颏唇沟的正中凹陷处（图3-5）。

【主治】①口喎，面痛，齿龈肿痛，流涎，口舌生疮，暴喑；②消渴；③癫痫。

【刺灸法】斜刺0.3~0.5寸；可灸。

【附注】配伍应用：承浆穴主要治疗面部、口舌病症。配颊车透地仓、合谷治疗口喎；配劳宫、陷谷治疗口舌生疮；配廉泉治疗流涎。

二、督脉

【经脉循行】①起于小腹内，下出于会阴部，向后经过尾骶（长强穴）；②行于脊柱内；③上达项后风府穴，进入脑内；④上行巅顶；⑤沿前额下行至鼻柱，经人中沟，止于上唇内（龈交穴）（图3-6）。

图3-6　督脉循行示意图

督脉者，起于下极之俞，并于脊里，上至风府，入属于脑。（《难经·二十八难》）

【联系脏腑器官】胞宫、脑、鼻、唇。

【主治概要】本经腧穴主要治疗神志病、热病，腰慨、脊背、头项局部病证及相应的内脏病证。例如：癫狂、痫证、昏厥、发热、疟疾、头痛、项强、腰脊疼痛等。

【本经腧穴】本经一名一穴，共28个穴位。首穴长强，末穴龈交。

（一）长强　络穴

【定位】跪伏或胸膝位。在尾骨端下，当尾骨尖端与肛门连线的中点处（图3-7）。

图3-7　督脉背部穴位示意图

【主治】①痔疾，脱肛，泄泻，便秘；②小儿疳积；③癫狂痫；④腰脊、尾骶痛。

【刺灸法】针尖向上紧靠尾骨前面斜刺0.5～1.0寸，不宜直刺，以免刺穿直肠，引起感染；不灸。

【附注】配伍应用：配承山治疗痔疾，便秘；配大肠俞、百会、承山治疗脱肛。

（二）腰俞

【定位】俯卧位。在骶部，当后正中线上，适对骶管裂孔处（图3-7）。

【主治】①痔疾，脱肛，便血，便秘；②月经不调；③腰脊强痛，下肢痿痹；④痫证。

【刺灸法】向上斜刺0.5~1.0寸；可灸。

（三）腰阳关

【定位】俯卧位。在腰部，当后正中线上，第4腰椎棘突下凹陷中（图3-7）。

【主治】①腰低疼痛，下肢痿痹；②遗精，阳痿；③月经不调，带下。

【刺灸法】直刺0.5~1.0寸；可灸。

【附注】配伍应用：腰阳关穴位于腰骶部，以治疗腰慨、腿痛为主。配肾俞、次髎、委中治疗寒湿性腰腿痛；配肾俞、环跳、委中、阳陵泉、昆仑治疗坐骨神经痛、下肢痿痹；本穴有调补肾气的作用，配关元、三阴交、次髎等穴，治疗遗精、阳痿、月经不调、带下；配膀胱俞、三阴交治疗遗尿。

（四）命门

【定位】俯卧位。在腰部，当后正中线上，第2腰椎棘突下凹陷中（图3-7）。

【主治】①遗精，阳痿，早泄；②月经不调，痛经，带下；③遗尿，尿频，泄泻；④腰痛，下肢痿痹。

【刺灸法】直刺0.5~1.0寸；可灸。

【附注】

（1）配伍应用：命门穴属督脉，位于两肾俞穴之间，有温补命门之火的作用，因肾阳不足所致诸证，灸之尤为相宜。配肾俞、太溪、关元、次髎、三阴交等穴，治疗遗精、阳痿、带下、月经不调；配肾俞治疗小便频数；配气海、关元、天枢、上巨虚治疗五更泻。

（2）据报道：①精子减少症：针刺命门、肾俞、关元、中极穴，出针后，隔姜灸3壮；②男子性功能障碍：针刺命门穴有一定疗效。

（五）悬枢

【定位】俯卧位。在腰部，当后正中线上，第1腰椎棘突下凹陷中（图3-7）。

【主治】①腹痛，泄泻，痢疾；②腰脊强痛。

【刺灸法】向上斜刺0.5~1.0寸；可灸。

（六）脊中

【定位】俯卧或俯伏坐位。在背部，当后正中线上，第11胸椎棘突下凹陷中（图3-7）。

【主治】①泄泻，痔疾，黄疸，小儿疳积；②癫痫；③腰脊强痛。

【刺灸法】向上斜刺0.5~1.0寸；可灸。

（七）中枢

【定位】俯卧或俯伏坐位。在背部，当后正中线上，第10胸椎棘突下凹陷中（图3-7）。

【主治】①胃痛，呕吐，腹胀，黄疸；②腰脊强痛。

【刺灸法】向上斜刺0.5~1.0寸；可灸。

（八）筋缩

【定位】俯卧或俯伏坐位。在背部，当后正中线上，第9胸椎棘突下凹陷中（图3-7）。

【主治】①腰脊强痛；②癫痫，抽搐；③胃痛。

【刺灸法】向上斜刺0.5~1.0寸；可灸。

（九）至阳

【定位】俯卧或俯伏坐位。在背部，当后正中线上，第7胸椎棘突下凹陷中（图3-7）。

【主治】①黄疸，胃痛；②咳嗽，气喘；③脊背强痛；④疟疾。

【刺灸法】向上斜刺0.5~1.0寸；可灸。

【附注】

（1）配伍应用：配阳陵泉、日月、支沟等穴治疗胸胁痛、黄疸；配心俞、内关治疗心律不齐。

（2）历代均用此穴治疗黄疸，并指出灸7壮，以黄汗出而有效。

（十）灵台

【定位】俯卧或俯伏坐位。在背部，当后正中线上，第6胸椎棘突下凹陷中（图3-7）。

【主治】①疔疮；②咳嗽，气喘；③胃痛，脊背强痛。

【刺灸法】向上斜刺0.5~1.0寸；可灸。

【附注】据报道：急性胃痛患者，在灵台、至阳穴处有明显压痛。

（十一）神道

【定位】俯卧或俯伏坐位。在背部，当后正中线上，第5胸椎棘突下凹陷中（图3-7）。

【主治】①心悸，心痛，失眠，健忘；②咳嗽，脊背强痛；③小儿惊痫。

【刺灸法】向上斜刺0.5~1.0寸；可灸。

（十二）身柱

【定位】俯卧或俯伏坐位。在背部，当后正中线上，第3胸椎棘突下凹陷中（图3-7）。

【主治】①身热，咳嗽，气喘；②脊背强痛；③癫痫；④疔疮。

【刺灸法】向上斜刺0.5~1.0寸；可灸。

【附注】据报道：①症疾：在疟疾发作前1.5小时左右，取身柱点刺出血有良效；②毛囊炎：取身柱用三棱针挑刺，每周1次，或隔周1次。

（十三）陶道

【定位】俯卧或俯伏坐位。在背部，当后正中线上，第1胸椎棘突下凹陷中（图3-7）。

【主治】①热病，骨蒸潮热，疟疾；②咳嗽，气喘；③癫狂痫。

【刺灸法】向上斜刺0.5~1.0寸；可灸。

【附注】配伍应用：配风池、曲池、合谷、外关治疗感冒；配间使、外关、大抒治疗疟疾；配风池、风府、后溪治疗项背痛。

（十四）大椎

【定位】俯卧或俯伏坐位。在后正中线上，第7颈椎棘突下凹陷中（图3-7）。

【主治】①热病，骨蒸潮热，疟疾；②头项强痛，咳嗽，气喘；③癫痫，小儿惊风；④风疹，痤疮。

【刺灸法】向上斜刺0.5~1.0寸；可灸。

【附注】

(1) 配伍应用：督脉总督诸阳经，大椎穴为"诸阳之会"，纯阳主表，有通阳解表、退热祛邪的作用，是治疗热证、表证、疟疾的常用穴之一。配风池、曲池、外关、合谷治疗热病；配风池、曲池治疗流行性感冒；配肺俞、风门治疗哮喘；配间使、后溪治疗疟疾；配水沟、曲池、后溪、合谷、太冲治疗小儿惊风；配肺俞、心俞治疗痤疮；配曲池、合谷、足三里、三阴交、脾俞等穴治疗白细胞减少症。

(2) 据报道：①对肺功能的影响：大椎穴连续针刺一周后，可使呼吸功能增强，肺通气量增加，支气管痉挛得到缓解，气道阻力下降；②哮喘：取大椎、肺俞，夏季用瘢痕灸 7~9 壮，隔日 1 次，3 次为 1 疗程，有良效；③疟疾：针刺大椎、至阳、间使、后溪等穴，治疗疟疾有显著疗效。针后能加强大脑皮层的保护性抑制作用，不致遭受疟原虫的毒素刺激，同时使血中白细胞及淋巴细胞增多，有利于消灭疟原虫；④流行性感冒：针刺大椎、合谷、足三里、内关，治疗单纯型流行性感冒，一般针后 1 小时，体温开始下降，6~15 小时后可逐渐降至正常；⑤白细胞减少症针刺大椎、合谷、足三里等穴，治疗因"放疗"或"化疗"所致的白细胞减少症，可收到显著疗效，其有效率达 80%~90%；⑥热带嗜酸性粒细胞增多症：针刺大椎、肺俞、足三里等穴，治疗热带嗜酸性粒细胞增多症，针后嗜酸性粒细胞即可逐渐下降；⑦痤疮：以三棱针点刺出血后加拔火罐。

(十五) 哑门

【定位】俯卧或正坐位。在项部，当后发际正中直上 0.5 寸，第 1 颈椎下 (图 3-8)。

图 3-8 督脉头部穴位示意图

【主治】①暴喑，舌强不语；②头痛，项强；③癫狂痫。

【刺灸法】伏案正坐，使头微前倾，项肌放松，向下颌方向缓慢刺入 0.5~1.0 寸。应严格掌握针刺的角度和深度，不可向上斜刺或深刺，以免刺入枕骨大孔，伤及延髓；可灸。

【附注】

（1）配伍应用：哑门穴是督脉、阳维脉的交会穴，入系舌本，故有开舌窍之功用。配涌泉、关冲治疗中风不语；配廉泉、神门治疗癔症失语；配风府、通里、合谷治疗暗哑；配水沟、百会、丰隆、后溪治疗癫狂、痫症。

（2）据报道：①提高听力：针哑门、风府、风池、耳门、听宫、听会、翳风、合谷、中渚等穴，一般能提高聋哑病人的听力，特别对有残余听力的病人效果比较明显，并对癔症性失听、失语症亦有效；②假性延髓性麻痹：以哑门为主穴治疗假性延髓性麻痹疗效优于维生素类药物。

（十六）风府

【定位】俯卧或正坐位。在项部，当后发际正中直上 1.0 寸，枕外隆凸直下，两侧斜方肌之间凹陷中（图 3-8）。

【主治】①头痛，眩晕，颈项强痛，目痛，鼻衄，咽喉肿痛；②中风不语，半身不遂；③癫狂痫。

【刺灸法】俯卧或伏案正坐，使头微前倾，项肌放松，向下颌方向缓慢刺入 0.5~1.0 寸。应严格掌握针刺的角度和深度，不可向上斜刺或深刺，以免刺入枕骨大孔，误伤延髓；可灸。

【附注】

（1）配伍应用：风府穴是足太阳、督脉、阳维之会穴，三经皆主阳，其病多与风邪有关，故能祛风散热，内、外风证皆可选用。配水沟、内关、四神聪治疗癫痫；配廉泉、通里、涌泉治疗中风舌强不语；配风池、水沟、合谷、太冲治疗小儿惊风；配大椎、合谷治疗感冒；配天柱、后溪治疗头痛项强。

（2）据报道：针刺风府穴对垂体性高血压有一定的降压作用。

（十七）脑户

【定位】俯伏坐位。在头部，当后发际正中直上 2.5 寸，枕外隆凸的上缘凹陷处（图 3-8）。

【主治】①头痛，眩晕，项强；②癫痫。

【刺灸法】平刺 0.5~0.8 寸；可灸。

（十八）强间

【定位】正坐位或俯伏坐位。在头部，当后发际正中直上 4.0 寸（图 3-8）。

【主治】①头痛，眩晕，项强；②癫狂。

【刺灸法】平刺 0.5~0.8 寸；可灸。

（十九）后顶

【定位】正坐位。在头部，当后发际正中直上 5.5 寸（图 3-8）。

【主治】①头痛，眩晕；②癫狂痫。

【刺灸法】平刺 0.5~0.8 寸；可灸。

（二十）百会

【定位】正坐位。在头部，当前发际正中直上 5.0 寸（图 3-8）。简易取穴法：两耳尖连线与头部正中线的交点处。

【主治】①头痛，眩晕，中风，晕厥，癫狂痫；②失眠，健忘；③脱肛，阴挺，久泄，久痢。

【刺灸法】平刺 0.5~0.8 寸；升阳举陷宜用灸法。

【附注】

（1）配伍应用：百会穴位于巅顶，为三阳五会之所，具有升提阳气，祛风熄风的作用，治疗中气下陷诸症及内、外风证。配气海、关元、足三里，治疗脱证、晕针、胃下垂、久泄、久痢；配长强、脾俞，艾条温和灸治疗小儿脱肛；配行间、丰隆穴治疗眩晕；灸百会穴 10~15 壮，治疗耳源性眩晕；配风池、太阳、合谷治疗外感头痛。

（2）据报道：①癫痫：针刺神门、阴郄、通里、百会、大陵等穴，对部分癫痫大发作患者，有调整脑电图的作用；②窒息：针刺百会穴对新生儿窒息有较好的疗效；③高血压：针刺高血压患者的曲泽、太阳、百会、人迎、足三里等穴，有一定降压作用，可引起明显的血管舒张反应；④偏瘫：艾灸百会、天窗治疗脑血管病所致的偏瘫，总有效率达 97%，并观察到患者脑血流图明显改善和血胆固醇与高血脂的下降；⑤震颤麻搏：针刺百会、前顶、承灵、悬颅，治疗强直性震颤麻搏症有效；⑥头痛、眩晕：各种原因导致的头痛、眩晕，针灸百会皆可获效；⑦子宫脱垂：隔附子片灸 3~4 壮，每日 1 次，10 次为 1 疗程。

（二十一）前顶

【定位】正坐位。在头部，当前发际正中直上 3.5 寸（图 3-8）。

【主治】①头痛，眩晕，癫狂痫；②鼻渊。

【刺灸法】平刺 0.5~0.8 寸；可灸。

（二十二）囟会

【定位】正坐位。在头部，当前发际正中直上 2.0 寸（图 3-8）。

【主治】①头痛，眩晕，癫狂痫；②鼻渊。

【刺灸法】平刺 0.5~0.8 寸，小儿前囟未闭者禁针；可灸。

（二十三）上星

【定位】正坐位或仰靠坐位。在头部，当前发际正中直上 1.0 寸（图 3-8）。

【主治】①头痛，眩晕，癫狂；②目痛，鼻渊，鼻衄；③热病，症疾。

【刺灸法】平刺 0.5~0.8 寸；可灸。

【附注】配伍应用：配合谷、迎香治疗鼻渊；配风池、合谷治疗鼻衄；配百会、列缺治疗头痛。

（二十四）神庭

【定位】仰靠坐位。在头部，当前发际正中直上 0.5 寸（图 3-8）。

【主治】①头痛，眩晕，失眠，癫狂痫；②目赤痛，鼻渊，鼻衄。

【刺灸法】平刺 0.5~0.8 寸；可灸。

（二十五）素髎

【定位】仰靠坐位。在面部，当鼻尖的正中央（图3-8）。

【主治】①昏迷，窒息，惊厥；②鼻塞，鼻渊，鼻衄，酒渣鼻。

【刺灸法】向上斜刺0.3~0.5寸，或点刺出血；不灸。

【附注】

（1）配伍应用：素髎穴具有急救作用，配内关、足三里治疗中毒性休克；配内关、涌泉用于触电急救；配迎香、合谷治疗酒渣鼻。

（2）据报道：①休克：针刺素髎、内关等穴抢救休克有良好的作用，可使病人血糖升高42%（对照组则升高7.7%），血压上升者占87.5%；②调整血糖：针刺休克病人的素髎穴后20分钟可使血糖升高，但对糖尿病患者针后则有降低血糖水平的作用；③调节血压：动物实验证明，针刺动物素髎、水沟、会阴穴时，均可引起呼吸即时加强，并且针刺素髎、水沟在呼吸功能增强的程度上较针刺会阴穴为高。当分别造成家兔实验性低血压和实验性高血压时，针刺素髎分别有明显的升压和降压作用。

（二十六）水沟

【定位】仰靠坐位。在面部，当人中沟的上1/3与下2/3交点处（图3-8）。

【主治】①昏迷，晕厥，中风，中暑，急惊风，癫狂痫；②口喎，面肿，鼻舰，齿痛，牙关紧闭；③腰脊强痛，闪挫腰痛；④消渴。

【刺灸法】向上斜刺0.3~0.5寸；或三棱针点刺出血；或用指甲按掐；不灸。

【附注】

（1）配伍应用：水沟穴有开窍启闭、疏经通络的作用，是急救要穴之一。配十二井穴或十宣、内关、足三里、涌泉治疗昏迷、厥证；配内关、十宣治疗中暑；配印堂治疗小儿急惊风；配会阴、中冲治疗溺水窒息；配委中治疗急性腰扭伤。

（2）据报道：①调整呼吸功能：针刺水沟穴对呼吸功能具有特异性的调整作用；②癔症性抽搐：取水沟、内关、阳陵泉、三阴交、太冲，用泻法，每日1次，10次为1疗程；③小儿高热惊厥：配合谷，用泻法，得气后较大幅度提插捻转。

（二十七）兑端

【定位】仰靠坐位。在面部，当上唇的尖端，人中沟下端的皮肤与唇的移行部（图3-8）。

【主治】①口喝，齿龈肿痛；②昏厥，癫狂；③腰脊强痛。

【刺灸法】向上斜刺0.2寸；不灸。

（二十八）龈交

【定位】仰靠坐位。在上唇内，上唇系带与上齿龈的相接处（图3-9）。

【主治】①齿龈肿痛，鼻渊；②痔疾；③癫狂；④腰脊强痛。

【刺灸法】向上斜刺0.2寸；或三棱针点刺出血；不灸。

图 3-9　龈交穴

第二节　手三阴经

一、手太阴肺经

【经脉循行】①起于中焦，向下联络大肠；②回绕过来沿着胃的上口；

③通过横膈；④属于肺脏；⑤从肺系（气管与咽喉）横行浅出侧胸上部（中府穴）；⑥向下沿着上臂内侧，循行在手少阴心经、手厥阴心包经的前缘；⑦下行到肘窝中⑧沿着前臂内侧桡骨的前缘；⑨进入腕后寸口；⑩经过鱼际部；⑪沿着鱼际的边缘；⑫止于拇指桡侧端（少商穴）。

腕后支脉：⑬从腕后桡骨茎突上列缺穴分出，走向食指桡侧端（商阳穴），与手阳明大肠经相联接（图3-10）。

肺手太阴之脉，起于中焦，下络大肠，还循胃口，上膈属肺。从肺系，横出腋下，下循臑内，行少阴、心主之前，下肘中，循臂内上骨下廉，入寸口，上鱼，循鱼际，出大指之端。其支者，从腕后，直出次指内廉，出其端。　（《灵枢·经脉》）

【联系脏腑器官】属肺，络大肠；与胃、气管、喉咙有联系。

【主治概要】本经腧穴主要治疗胸、肺、咽喉病，以及经脉循行部位的其他病证。例如：咳嗽、气喘、咯血、胸闷、胸痛、咽喉肿痛及上肢内侧前缘疼痛等。

【本经腧穴】本经 1 名 2 穴，左右各 11 个穴位。首穴中府，末穴少商。

图 3-10　手太阴肺经循环示意图

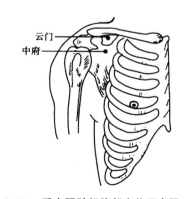

图 3-11　手太阴肺经胸部穴位示意图

（一）中府　肺之募穴

【定位】正坐或仰卧。在胸前壁的外上方，云门下1寸，平第1肋间隙，前正中线旁开6.0寸处（图3-11）。

【主治】①咳嗽，气喘，胸痛；②肩背痛。

【刺灸法】向外斜刺，或平刺0.5~0.8寸，不可向内侧深刺，防止伤及肺脏；可灸。

【附注】

（1）配伍应用：冲府配肺俞为"俞募"配穴，治疗咳喘、胸痛；配天突、膻中、尺泽穴治疗哮喘。

（2）据报道：肺脏有病变时，中府穴处可有压痛。

（二）云门

【定位】正坐或仰卧。在胸壁的外上方，肩胛骨喙突上方，锁骨下缘凹陷中，前正中线旁开6.0寸处（图3-11）。

【主治】①咳嗽，气喘，胸痛；②肩背痛。

【刺灸法】向外斜刺0.5~0.8寸，不可向内侧深刺，防止伤及肺脏；可灸。

（三）天府

【定位】正坐，上臂自然下垂。在上臂内侧，肱二头肌桡侧缘，腋前纹头下3.0寸处（图3-12）。

【主治】①咳嗽，气喘，鼻衄；②瘿气；③上臂内侧痛。

【刺灸法】直刺0.5~0.8寸；可灸。

图3-12　手太阴肺经

上臂穴位示意图

（四）侠白

【定位】正坐，上臂自然下垂。在臂内侧，肱二头肌桡侧缘，腋前纹头下4.0寸，或肘横纹上5.0寸处（图3-12）。

【主治】①咳嗽，气喘；②上臂内侧痛。

【刺灸法】直刺0.5~0.8寸；可灸。

（五）尺泽　合穴

【定位】微屈肘，仰掌。在肘横纹中，肱二头肌腱桡侧凹陷处（图3-12）。

【主治】①咳嗽，气喘，咳血，咽喉肿痛；②急性吐泻，中暑，小儿惊风；③肘臂挛痛。

【刺灸法】直刺0.5~0.8寸；或点刺出血；可灸。

【附注】

（1）配伍应用：尺泽穴能清肺热，常用于肺之实热或虚热证的治疗。配肺俞、中府治疗咳喘、胸痛；配鱼际、孔最治疗肺热咳血；配少商、鱼际治疗急性咽喉肿痛；配委中治疗急性吐泻；配合谷治疗肘臂挛痛屈伸不利。

（2）据报道：急性扁桃体炎，取双侧尺泽穴治疗，用三棱针快速点刺放血，出血量以3~5 ml为宜。

（六）孔最　郄穴

【定位】伸前臂仰掌。在前臂掌面桡侧，当尺泽与太渊的连线上，腕横纹上7.0寸（图3-13）。

【主治】①咳嗽，气喘，咳血，咽喉肿痛；②痔疮出血；③肘臂挛痛。

【刺灸法】直刺0.5~1.0寸；可灸。

【附注】

（1）配伍应用：孔最穴有清热宣肺、理气止血的作用，常配肺俞、膈俞治疗急性咳血；配肺俞、风门治疗咳嗽气喘。

（2）据报道：①咯血：孔最穴位注射鱼腥草注射液，每穴 2 ml，每日 1 次，治疗支气管炎或肺癌所致的咯血，效果较好。一般咯血停止后，

图 3-13　手太阴肺经前臂穴位示意图

继续治疗 7~10 天，以巩固疗效。另在孔最穴注射垂体后叶素 2~5U，每日 1 次，治疗支气管扩张、肺结核、肺脓肿所致的咯血。②鼻衄：针刺孔最穴，中等强度刺激，留针 30 分钟。③哮喘：电针孔最、鱼际穴，有较好的平喘作用。④戒烟：针刺孔最穴后，能及时改善因吸烟而导致的肺部血流改变，具有良好的调节性效应，起到保护心和肺脏的作用。

（七）列缺　络穴、八脉交会穴——通于任脉

【定位】微屈肘，侧腕掌心相对。在前臂桡侧缘，桡骨茎突上方，腕横纹上 1.5 寸，当肱桡肌与拇长展肌腱之间（图 3-13）。简便取穴法：两手虎口自然平直交叉，一手食指按在另一手桡骨茎突上，食指尖下凹陷中是穴。

【主治】①咳嗽，气喘，咽喉肿痛；②头痛，颈项强痛，齿痛，口眼㖞斜；③上肢不遂。

【刺灸法】向上斜刺 0.3~0.5 寸；可灸。

【附注】

（1）配伍应用：列缺穴有疏风解表、宣肺通络的作用，是四总穴之一

"头项寻列缺"。配合谷为"原络"配穴，治疗肺系及头项部病证；配太溪，治疗阴虚咽喉干痛、失音。

（2）据报道：①糖尿病：针刺列缺、气冲、太白等穴，并分别测定血糖含量和血管通透性，发现针后血糖明显降低，毛细血管通透性增高；②头痛：针刺列缺穴，针尖向肘部斜刺，使针感向上传至肘部，患者头痛可明显减轻。另在列缺穴埋针，每日 1 次，5 次为 1 疗程，治疗血管性头痛；③声音嘶哑：配照海，留针 30 分钟，间隔 2~3 分钟行针 1 次，效果较好。

（八）经渠　经穴

【定位】伸臂仰掌。在前臂掌面桡侧，桡骨茎突与桡动脉之间凹陷处腕横纹上 1.0 寸（图 3-13）。

【主治】①咳嗽，气喘，胸痛，咽喉肿痛；②手腕痛。

【刺灸法】避开桡动脉，直刺 0.3~0.5 寸；不灸。

【附注】《针灸甲乙经》：不可灸，灸之伤人神明。

（九）太渊　输穴、原穴、八会穴之脉会

【定位】伸臂仰掌。在掌后腕横纹桡侧，桡动脉的桡侧（图 3-13）。

【主治】①咳嗽，气喘，咽喉肿痛；②无脉症；③手腕痛。

【刺灸法】避开桡动脉，直刺 0.3~0.5 寸；不宜直接灸。

【附注】

（1）配伍应用：配偏历为"原络"配穴，治疗外感头痛、咳嗽；配丰隆、阴陵泉、三阴交治疗内伤咳嗽痰多；配内关、冲阳、三阴交治疗无脉症。

（2）据报道：①心脏早搏：取左太渊穴向上斜刺 0.3 寸，擒转 30 秒，使患者有酸胀感为宜，每隔 10 分钟行针 1 次；②哮喘：针刺太渊、定喘穴，得气后行平补平泻法。

（十）鱼际　荥穴

【定位】侧腕掌心相对，自然半握拳。约当第1掌骨中点桡侧，赤白肉际处（图3-13）。

【主治】①外感热病，咳嗽，咯血，咽喉肿痛，失音；②小儿疳积。

【刺灸法】直刺0.5~0.8寸；可灸。

【附注】

（1）配伍应用：鱼际穴具有清肺热、利咽喉的作用，常用于治疗外感热病、肺热咳血、咽喉肿痛。配大椎、肺俞治疗外感热病；配商阳、合谷治疗急性咽喉肿痛；配肺俞、肾俞、间使、神门、合谷治疗失音；配天突、大椎、肺俞治疗哮喘急性发作。

（2）据报道：①哮喘：针刺鱼际穴可立即缓解支气管痉挛，增加肺的通气量，治疗哮喘有较好的疗效；②急性咽炎：取鱼际穴进针得气后，施以透天凉手法反复操作，留针30分钟，待凉感消失后出针，不闭针孔。

（十一）少商　井穴

【定位】伸拇指。在拇指桡侧，指甲角旁0.1寸（图3-13）。

【主治】①热病，昏迷，中暑，小儿惊风；②咽喉肿痛，鼻衄，咳嗽；③癫狂；④指端麻木。

【刺灸法】浅刺0.1寸；或用三棱针点刺出血；可灸。

【附注】

（1）配伍应用：少商穴具有清热利咽、开窍醒神的作用，三棱针点刺出血，配合谷治疗急性咽喉肿痛；配内关治疗失音；配天突、合谷治疗喉头痉挛；配伍其他井穴及水沟、太冲、合谷等穴治疗中风昏迷、中暑。

（2）据报道：针刺少商，或用三棱针点刺出血，治疗重症肺炎所致的高热、惊厥，有较快的退热作用。

二、手少阴心经

【经脉循行】①起于心中，出属于心系（心与其他脏器相连的组织）；②向下通过横膈，联络小肠。

心系支脉：③从心系；④挟着食管上行；⑤连系于目系（眼球后与脑相连的组织）。

心系直行主干：⑥从心系上行至肺，再横行向下浅出于腋窝部（极泉穴）；⑦沿着上臂内侧，循行在手太阴肺经、手厥阴心包经的后缘；⑧下行到肘窝，沿着前臂内侧后缘；⑨经掌后豌豆骨部；⑩进入掌内，行于4、5掌骨之间；⑪沿小指的桡侧到指端（少冲穴），与手太阳小肠经相联接（图3-14）。

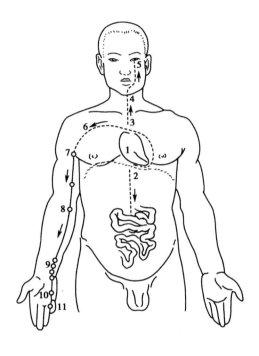

图3-14　手少阴心经循行示意图

心手少阴之脉，起于心中，出属心系，下膈，络小肠。其支者，从心系，上挟咽，系目系。其直者，复从心系，却上肺，下出腋下，下循臑内后廉，行太阴、心主之后，下肘内，循臂内后廉，抵掌后锐骨之端，入掌内后廉，循小指之内，出其端。（《灵枢·经脉》）

【联系脏腑器官】属心，络小肠；与肺、心系、食管、目系有联系。

【主治概要】本经腧穴主要治疗心、胸、神志病，以及经脉循行部位的其他病证。例如：心悸、心痛、失眠、癫狂痫及上肢内侧后缘疼痛等。

【本经腧穴】本经1名2穴，左右各9个穴位。首穴极泉，末穴少冲。

（一）极泉

【定位】正坐或仰卧位，上臂外展。在腋窝顶点，腋动脉搏动处（图3-15）。

【主治】①心悸，心痛，胁肋疼痛；②肩臂疼痛，上肢不遂；③瘰疬。

【刺灸法】上肢外展，避开腋动脉，直刺，或斜刺0.3~0.5寸；不灸。

【附注】

（1）配伍应用：配神门、内关治疗心悸、心痛；配肩髃、曲池治疗肩臂痛、上肢不遂。

（2）据报道：心动过速，取左侧极泉穴，用食指前后来回弹拨，每分钟60次左右，5~10分钟即可缓解症状。

图3-15　手少阴心经上臂穴位示意图

（二）青灵

【定位】正坐或仰卧位，举臂。在臂内侧，当极泉与少海的连线上，肘横纹上3寸，肱二头肌的尺侧缘（图3-16）。

【主治】①心痛，胁痛；②肩臂痛。

【刺灸法】直刺0.5~1.0寸；可灸。

图3-16　手少阴心经上臂穴位示意图

（三）少海　合穴

【定位】屈肘。当肘横纹内侧端与肱骨内上髁连线的中点处（图3-17）。

【主治】①心痛，癫狂痫；②肘臂挛痛，麻木；瘰疬。

【刺灸法】直刺0.5~1.0寸；可灸。

【附注】

（1）配伍应用：配神门、心俞治疗癫证；配曲池、肘髎、手三里治疗肘关节疼痛；配天井治疗瘰疬。

图 3-17　手少阴心经前臂穴位示意图

（2）据报道：配外陵等穴，对痉挛性结肠炎有较好的缓解痉挛作用。

（四）灵道　经穴

【定位】仰掌。在前臂掌侧，肘横纹上 1.5 寸，当尺侧腕屈肌腱的桡侧缘（图 3-17）。

【主治】①心痛，心悸；②暴暗；③肘臂挛痛。

【刺灸法】直刺 0.3 ~ 0.5 寸，不宜深刺，以免伤及尺动脉、尺神经；可灸。

【附注】据报道：多数冠心病心绞痛的病人左侧灵道穴有明显的压痛反应，用拇指指腹按摩压痛明显处，可以缓解疼痛。

（五）通里　络穴

【定位】仰掌。在前臂掌侧，腕横纹上 1.0 寸，当尺侧腕屈肌腱的桡侧缘（图 3-17）。

【主治】①心悸，怔忡；②暴喑，舌强不语；③腕臂痛。

【刺灸法】直刺 0.3～0.5 寸，不宜深刺，以免伤及尺动脉，尺神经；可灸。

【附注】

（1）配伍应用：通里穴具有通心络、利舌咽的作用，偏治心病之实证及舌强不语。配内关、心俞治疗心悸、怔忡、心痛；配廉泉、涌泉治疗舌强不语、癔症失语。

（2）据报道：①癫痫：针刺通里穴对大脑皮层功能有调整作用，可使部分癫痫大发作患者的脑电图趋于规则化；②对心脏功能的影响：针刺正常人通里穴，对绝大多数受试者的心电图波形有不同程度的影响，以胸前导联为明显。

（六）阴郄　郄穴

【定位】仰掌。在前臂掌侧，腕横纹上 0.5 寸，当尺侧腕屈肌腱的桡侧缘（图 3-17）。

【主治】①心痛，心悸；②吐血，衄血；③骨蒸盗汗。

【刺灸法】直刺 0.3～0.5 寸，不宜深刺，以免伤及尺动脉、尺神经；可灸。

【附注】配伍应用：阴郄穴有行气活血、养阴清热的作用，配心俞、内关、神道治疗心悸、心痛；配尺泽、鱼际治疗血热之衄血、吐血；配膏肓、三阴交、复溜、后溪治疗潮热盗汗。

（七）神门　输穴、原穴

【定位】仰掌。在腕部，腕横纹尺侧端，当尺侧腕屈肌腱的桡侧凹陷处（图3-17）。

【主治】①心痛，心烦，惊悸，怔忡；②失眠，健忘，癫狂、痫证。

【刺灸法】直刺0.3~0.5寸；可灸。

【附注】

（1）配伍应用：神门穴具有调养心气、安神镇静的作用，是治疗与心有关的各种神志病证的要穴，虚实皆可。配内关、心俞、巨阙治疗心痛、心悸、怔忡；配三阴交、内关治疗失眠、多梦；配大椎、丰隆治疗癫狂、痫证。

（2）据报道：①冠心病：针刺神门穴能改善冠心病患者的左心功能，缓解心绞痛，改善心电图；②癫痫：针刺神门、阴郄、通里、百会、大陵等穴，可使部分癫痫大发作患者的脑电图趋于规则化。

图3-18　手少阴心经手部
穴位示意图

（八）少府　荥穴

【定位】仰掌。在手掌面，第4、第5掌骨之间，握拳时当小指尖下是穴（图3-18）。

【主治】①心悸，心痛；②阴痒，小便不利；③小指挛痛，掌心热。

【刺灸法】直刺0.3~0.5寸；可灸。

【附注】配伍应用：少府穴具有清心泻火的作用，常配劳宫等穴治疗心火亢盛所致的诸症，如心烦、口臭、舌疮、衄血、尿赤、尿血、阴痒、掌心热等。

（九）少冲　井穴

【定位】仰掌。在手小指桡侧，指甲角旁 0.1 寸（图 3-18）。

【主治】①昏迷，热病，癫狂；②心悸，心痛。

【刺灸法】浅刺 0.1 寸；或用三棱针点刺出血；可灸。

【附注】配伍应用：少冲穴有清心、开窍、醒神的作用，配曲池、大椎穴治疗热病；配其他井穴或十宣、水沟、百会治疗中风昏迷；配心俞、内关穴治疗心悸、心痛、癫狂。

三、手厥阴心包经

【经脉循行】①起于胸中，出属于心包络；②向下通过横膈；③从胸至腹，依次联络上、中、下三焦。

胸部支脉：④沿着胸中；⑤出于胁部，从腋下 3 寸的侧胸部（天池穴）；⑥上行到腋下；⑦沿着上臂内侧，循行在手太阴肺经、手少阴心经之间；⑧下行到肘窝中；⑨再向下行于前臂的掌长肌腱与桡侧腕屈肌腱之间；⑩进入掌中 2、3 掌骨之间；⑪沿着中指桡侧到指端（中冲穴）。

掌中支脉：⑫从掌中劳宫穴处分出，沿着无名指到指端（关冲穴），与手少阳三焦经相连接（图 3-19）。

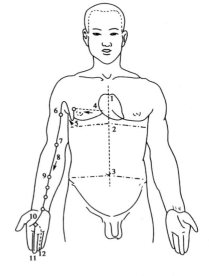

图 3-19　手厥阴心包经循行示意图

心主手厥阴心包络之脉，起于胸中，出属心包络，下膈，历络三焦。其支者，循胸出胁，下腋三寸，上抵腋下，循臑内，行太阴、少阴之间，入肘中，下臂，行两筋之间，入掌中，循中指，出其端。其支者，别掌中，循小指次指出其端。（《灵枢·经脉》）

【联系脏腑器官】属心包，络三焦。

【主治概要】本经腧穴主要治疗心、胸、胃病，神志病，以及经脉循行部位的其他病证。例如：心悸、心痛、胸痛、胃痛、呕吐、癫狂及肘臂挛痛等。

【本经腧穴】本经 1 名 2 穴，左右各 9 个穴位。首穴天池，末穴中冲。

（一）天池

【定位】正坐或仰卧位。在胸部，当第 4 肋间隙，乳头外 1.0 寸，前正中线旁开 5.0 寸（图 3-20）。

图 3-20　手厥阴心包经胸部穴位示意图

【主治】①咳嗽，气喘，胸胁疼痛；②乳痈。

【刺灸法】斜刺，或平刺 0.3 ~ 0.5 寸，不可深刺，以免伤及心、肺；可灸。

【附注】配伍应用：配膻中、乳根、少泽治疗乳痈。

（二）天泉

【定位】正坐或仰卧位。在臂内侧，当腋前纹头下 2.0 寸，肱二头肌的长、短头之间（图 3-21）。

【主治】①心痛，胸胁胀痛；②咳嗽；③上臂痛。

【刺灸法】直刺 0.5 ~ 0.8 寸；可灸。

图 3-21　手厥阴心包经上臂穴位示意图

（三）曲泽　合穴

【定位】正坐或仰卧位，微屈肘。在肘横纹中，当肱二头肌腱的尺侧缘（图 3-21）。

【主治】①心痛，心悸；②胃痛，呕吐，泄泻；③热病，中暑，瘾疹；

④肘臂挛痛。

【刺灸法】直刺 0.8~1.0 寸；或点刺出血；可灸。

【附注】

（1）配伍应用：曲泽配委中称为"四弯穴"，用三棱针点刺出血多用于急性高热、急性吐泻、急性腹痛、中暑、厥证、四肢拘挛等危急重症的治疗。配内关、中脘治疗呕吐；配内关、大陵治疗心胸痛。

（2）据报道：①冠心病心绞痛：用温和灸曲泽穴治疗冠心病心绞痛有一定疗效，患者胸闷减轻，心前区舒适，心功能等参数均得到改善；②手足抽搐症：以疼痛、痉挛性肌肉收缩为特征，伴麻木的手足抽搐症的患者，针刺曲泽穴后取得满意效果。

图 3-22　手厥阴心包经前臂穴位示意图

（四）郄门　郄穴

【定位】正坐或仰卧位，仰掌。在前臂掌侧，当曲泽与大陵的连线上，腕横纹上 5.0 寸，掌长肌腱与桡侧腕屈肌腱之间（图 3-22）。

【主治】①心悸，心痛；②呕血，咳血；③癫痫。

【刺灸法】直刺 0.5~1.0 寸；可灸。

【附注】配伍应用：郄门穴具有止痛、止血的作用，常用于治疗急性心痛、胸痛和出血证。配神门、心俞治疗心悸、心绞痛；配中脘、膈俞治疗呕血；配尺泽、肺俞治疗咳血。

（五）间使　经穴

【定位】正坐或仰卧位，仰掌。在前臂掌侧，当曲泽与大陵的连线上，腕横纹上 3.0 寸，掌长肌腱与桡侧腕屈肌腱之间（图 3-22）。

【主治】①心悸，心痛；②胃痛，呕吐；③热病，疟疾；④癫狂痫。

【刺灸法】直刺0.5~1.0寸；可灸。

【附注】

（1）配伍应用；间使穴具有调心、和胃、祛疟的作用。配心俞、神门治疗心悸；配水沟、后溪治疗癫狂；配中脘、胃俞、足三里治疗胃痛、呕吐；配大椎、后溪、大抒治疗疟疾、热病。

（2）据报道：取间使、内关针刺治疗冠心病，可增强心肌的收缩力，减慢心率，增加冠脉流量和心肌血氧供应量，降低心肌氧耗量，减轻缺血心肌损伤的程度，改善心电图。

（六）内关　络穴、八脉交会穴——通于阴维脉

【定位】正坐或仰卧位，仰掌。在前臂掌侧，当曲泽与大陵的连线上，腕横纹上2.0寸，掌长肌腱与桡侧腕屈肌腱之间（图3-22）。

【主治】①心悸，心痛，胸闷；②胃痛，呕吐，呃逆；③眩晕，头痛，失眠，癫狂痫；④上肢痹痛，偏瘫。

【刺灸法】直刺0.5~1.0寸；可灸。

【附注】

（1）配伍应用：内关穴是治疗心、胸、胃病的主穴之一。配公孙为八脉交会穴之上下配穴，治疗胃痛、呕吐、呃逆；配三阴交、合谷治疗冠心病、心绞痛；配素髎治疗低血压；配水沟、三阴交、太冲治疗中风；配大陵、神门治疗失眠；配天突治疗呃逆；配中脘、足三里治疗胃痛、呕吐。

（2）据报道：①对心血管系统有良性双向的调节作用：对心律失常的患者，其调节作用极其明显；对高血压患者有降压作用，对低血压患者则有升压作用；②调整胃肠功能：针刺内关穴，能调整胃酸分泌和肠道的运动功能；③冠心病：针刺内关穴能使冠心病心绞痛患者全血黏度、血浆比黏度、血浆纤维蛋白原、血细胞压积、血沉等均有不同程度的下降，改善心电图及临床

症状；④休克：针刺内关穴抢救过敏性休克，有显著疗效，对预防过敏性休克有一定的作用；⑤胰腺炎：急性胰腺炎患者电针刺激内关穴时，其血清淀粉酶能迅速下降；⑥血小板减少：针刺内关、合谷穴，对某些疾病而致血小板减少者，能使血小板数目明显增加；⑦呕吐：针刺内关穴对神经性呕吐、手术麻醉引起的恶心呕吐，疗效较好。对晕车、船出现的恶心呕吐，以指重按内关穴亦有效。

（七）大陵　输穴、原穴

【定位】正坐或仰卧位，仰掌。在腕掌横纹的中点，当掌长肌腱与桡侧腕屈肌腱之间（图 3-22）。

【主治】①心悸，心痛，胸胁痛；②癫狂痫；③胃痛，呕吐；④手腕痛，腕下垂。

【刺灸法】直刺 0.3~0.5 寸，可灸。

【附注】

（1）配伍应用：大陵穴具有宁心安神的作用，擅长治疗心肾不交所致的心悸、失眠等，常配劳宫、太溪、涌泉使用；配曲泽、内关治疗心胸痛；配太冲、丰隆治疗癫狂；配神门、列缺治疗腕下垂。

（2）据报道：心脏病患者针刺大陵、内关穴，能使心肌收缩加强，心脏功能得到改善。

图 3-23　手厥阴心包经
手部穴位示意图

（八）劳宫　荥穴

【定位】正坐或仰卧位，仰掌。在掌心，当第 2、3 掌骨之间，偏于第 3 掌骨，握拳屈指时中指尖下是穴（图 3-23）。

【主治】①心痛；②中风昏迷，中暑；③癫狂痫；④口疮，口臭。

【刺灸法】直刺0.3~0.5寸；可灸。

【附注】配伍应用：劳宫穴具有清心泄热的作用，擅治心火旺盛之证。配水沟、涌泉治疗中风昏迷、中暑；配水沟、百会、太冲治疗癫狂；配内庭、太冲治疗口疮。

（九）中冲　井穴

【定位】正坐或仰卧位。在手中指尖端中央（图3-23）。

【主治】①中风昏迷，中暑，热病，小儿惊风；②心痛，舌强肿痛。

【刺灸法】浅刺0.1寸；或用三棱针点刺出血；可灸。

【附注】配伍应用：中冲穴具有清心泄热、开窍醒神的作用，配水沟、劳宫、太冲、丰隆等穴治疗中风昏迷；配少商、合谷治疗小儿惊风；配水沟、廉泉治疗舌强肿痛。

第三节　手三阳经

一、手阳明大肠经

【经脉循行】①起于食指桡侧端（商阳穴），沿着食指桡侧上行；②经过掌背第1、2掌骨之间，进入拇长伸肌腱与拇短伸肌腱之间；③沿前臂桡侧缘；④至肘部外侧；⑤再沿上臂外侧前缘；⑥上走肩部；⑦沿肩峰前缘；⑧向后交会于大椎穴；⑨再前行向下进入锁骨上窝部；⑩联络肺脏；⑪通过横膈；⑫属于大肠。

锁骨上窝部支脉：⑬从锁骨上窝部，上行颈旁；⑭经过面颊；⑮进入下齿龈中；⑯回绕至上唇，左右两脉在水沟穴交叉后，左脉向右，右脉向左，上行至鼻翼两旁（迎香穴），与足阳明胃经相连接（图3-24）。

大肠手阳明之脉，起于大指次指之
端，循指上廉，出合谷两骨间，上入两筋
之中，循臂上廉，入肘外廉，上臑外前
廉，上肩，出髃骨之前廉，上出于柱骨之
会上，下入缺盆，络肺，下膈，属大肠。
其支者，从缺盆上颈，贯颊，入下齿中，
还出挟口，交人中——左之右，右之左，
上挟鼻孔（《灵枢·经脉》）。

【联系脏腑器官】属大肠，络肺；与
口、下齿、鼻有联系。

【主治概要】本经腧穴主要治疗头
面、五官、咽喉病，胃肠病，热病以及经
脉循行部位的其他病证。例如：头痛、齿
痛、鼻病、咽喉肿痛、口眼㖞斜、热病、
泄泻、痢疾、上肢外侧前缘疼痛等。

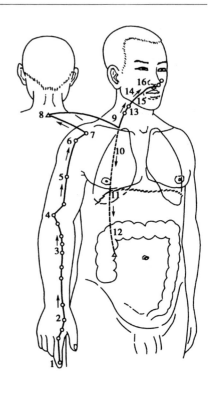

图 3-24　手阳明大肠经循行示意图

【本经腧穴】本经 1 名 2 穴，左右各 20 个穴位。首穴商阳，末穴迎香。

（一）商阳　井穴

【定位】伸食指。在食指桡侧，指甲角旁 0.1 寸（图 3-25）。

【主治】①热病，昏迷；②咽喉肿痛，齿痛；③食指麻木。

【刺灸法】浅刺 0.1 寸；或用三棱针点刺出血；可灸。

【附注】配伍应用：商阳穴具有宣肺解表、清热开窍的功用。配少商、
合谷治疗咽喉肿痛；配中冲、关冲治疗高热、昏迷、中暑、小儿惊风。

（二）二间　荥穴

【定位】侧腕对掌，微握拳。在食指桡侧，第 2 掌指关节前凹陷处（图

3-25）。

【主治】①齿痛，鼻衄，咽喉肿痛；②热病；③食指屈伸不利。

【刺灸法】直刺0.2寸；可灸。

（三）三间　输穴

【定位】侧腕对掌，微握拳。在食指桡侧，第2掌指关节后凹陷处（图3-25）。

图3-25　手阳明大肠经手部穴位示意图

【主治】①目眦痛，齿痛，咽喉肿痛；②腹胀，肠鸣，泄泻；③手背肿痛。

【刺灸法】直刺0.3~0.5寸；可灸。

【附注】配伍应用：三间穴功偏止痛，对于因阳明实热引起的目眦痛、齿痛、咽喉肿痛效果较好。配阳溪治疗咽喉肿痛。

（四）合谷　原穴

【定位】侧腕对掌，微握拳。在手背第1、2掌骨之间，当第2掌骨桡侧的中点处（图3-25）。简便取穴法：以一手的拇指指间关节横纹，与另一手拇、食指之间的指蹼缘重叠，当拇指尖下是穴。

【主治】①头痛，目赤肿痛，齿痛，鼻衄，耳聋，咽喉肿痛，口眼㖞斜，口噤，疟腮；②热病，小儿惊风，无汗或多汗；③痛经，经闭，滞产，胞衣不下；④胃痛，腹痛，便秘，泄泻，痢疾；⑤上肢疼痛不遂；⑥瘾疹。

【刺灸法】直刺0.5~1.0寸；孕妇禁针；可灸。

【附注】

（1）配伍应用：合谷穴具有祛风解表、调和营卫、镇惊止痛、泻热开闭的作用，凡表证，热病，汗症，多种痛证，妇人经闭，滞产，抽搐等，皆可以本穴作为主穴。合谷是四总穴之一"面口合谷收"。根据经脉所过,主治所及的规律,合谷是治疗头面五官诸疾要穴和胃肠病证的主要配穴之一。配颊车、下关治疗牙痛;配少商治疗咽喉肿痛;配地仓、颊车治疗口眼㖞斜;配风池、翳风治疗痄腮;配迎香治疗鼻疾;配翳风、听宫治疗暴发耳聋;配风池、大椎、曲池治疗外感发热,头痛,荨麻疹;配复溜治疗无汗或多汗;配三阴交治疗月经不调、痛经、经闭、滞产;配天枢、上巨虚治疗痢疾;配肩髃、曲池、外关治疗上肢痹症或瘫痪;配太冲名为"四关穴",治疗抽搐、小儿惊风、癫狂、眩晕等。

(2)据报道:①镇痛:电针合谷穴可提高胃镜检查成功率,其优点是镇痛效果显著,肌肉松弛良好,无明显副作用。另外能减轻扁桃体摘除术后的自发性疼痛及吞咽疼痛;②催产:在两合谷穴分别注射缩宫素0.2U,治疗第2产程子宫收缩无力,能增强宫缩,延长宫缩时间,缩短产程,其产后出血的发生率也明显减少;③调理胃肠道功能:针刺合谷、足三里穴能使胃切除术后肠胀气的患者,肛门排气时间明显提前;④血小板减少:针刺或艾灸结核病和脾性全血细胞减少患者的合谷、足三里等穴,血小板数目明显增加,停针后2个月内,仍维持正常水平。

(五)阳溪　经穴

【定位】侧腕对掌,伸前臂。在腕背横纹桡侧,拇指向上翘起时,当拇短伸肌腱与拇长伸肌腱之间的凹陷中(图3-25)。

【主治】①头痛,耳鸣,耳聋,咽喉肿痛;②手腕疼痛无力。

【刺灸法】直刺0.3~0.5寸;可灸。

【附注】配伍应用:阳溪多用于阳明火盛引起的咽喉肿痛、耳鸣等症的治疗。配翳风、听宫治疗耳鸣,耳聋;配列缺治疗腕部腱鞘炎;配阳池、阳谷治疗腕关节痛。

（六）偏历 络穴

【定位】侧腕对掌，伸前臂。在前臂背面桡侧，当阳溪与曲池的连线上，腕横纹上3.0寸（图3-26）。

【主治】①耳鸣，鼻衄，咽喉疼痛；②手臂疼痛；③水肿，腹胀。

【刺灸法】直刺或斜刺0.3～0.5寸；可灸。

图3-26 手阳明大肠经前臂穴位示意图

（七）温溜 郄穴

【定位】侧腕对掌，伸前臂。在前臂背面桡侧，当阳溪与曲池的连线上，腕横纹上5.0寸（图3-26）。

【主治】①肠鸣，腹痛；②头痛，面肿，咽喉肿痛；③肩臂痛。

【刺灸法】直刺0.5～1.0寸；可灸。

（八）下廉

【定位】侧腕对掌，伸前臂。在前臂背面桡侧，当阳溪与曲池连线上，肘横纹下4.0寸（图3-26）。

【主治】①腹胀，腹痛；②肘臂疼痛；③头痛，眩晕。

【刺灸法】直刺0.5～1.0寸；可灸。

（九）上廉

【定位】侧腕对掌，伸前臂。在前臂背面桡侧，当阳溪与曲池连线上，肘横纹下3.0寸（图3-26）。

【主治】①肘臂麻木疼痛，上肢不遂；②肠鸣，腹痛。

【刺灸法】直刺 0.5~1.0 寸；可灸。

（十）手三里

【定位】侧腕对掌，伸前臂。在前臂背面桡侧，当阳溪与曲池连线上，肘横纹下 2.0 寸（图 3-26）。

【主治】①腹痛，腹泻；②肩臂疼痛，上肢不遂；③齿痛。

【刺灸法】直刺 0.5~1.0 寸；可灸。

【附注】

（1）配伍应用：配曲池、肩髃等穴，疏通经络，治疗肩臂疼痛；配足三里治疗腹胀、腹痛、腹泻。

（2）据报道：肩周炎患者多数在患侧手三里穴处可有明显压痛，针刺、艾灸或穴位注射手三里穴，配用局部其他穴，均有良效。

（十一）曲池 合穴

【定位】侧腕，屈肘。在肘横纹外侧端与肱骨外上髁连线的中点（图 3-26）。

【主治】①热病，疟疾；②目肿赤痛，齿痛，咽喉肿痛；③腹痛，吐泻，痢疾；④丹毒，瘾疹，湿疹，瘰疬；⑤手臂痹痛，上肢不遂；⑥癫狂。

【刺灸法】直刺 1.0 寸左右；可灸。

【附注】

（1）配伍应用：曲池穴以祛风解表、清热通络为其治疗特点，是治疗表证、热病、皮肤病、上肢不遂的常用主穴之一。配大椎、合谷、外关治疗表证、热证；配足三里、天枢治疗泄泻、痢疾；配合谷、膈俞、血海、委中治疗丹毒、荨麻疹、皮肤瘙痒；配肩髃、手三里、合谷治疗上肢不遂。

（2）据报道：①原发性高血压：高血压患者针刺曲池穴后，收缩压及舒张压均有不同程度的降低，对脑血流有不同程度的改善；②糖尿病：以曲池、三阴交、阳陵泉穴为主，结合分型配穴治疗糖尿病，2个月后，75%的患者血糖均有不同程度的降低；③阑尾炎：用强刺激手法针刺曲池、阑尾穴，对实验性阑尾炎有肯定的治疗作用；④荨麻疹：曲池穴位注射胎盘组织液，加服马来酸氯苯那敏治疗荨麻疹，有较好的效果；⑤斑秃：曲池、足三里，穴位注射维生素 B_1 效果良好。

（十二）肘髎

【定位】正坐屈肘，自然垂上臂。在肘臂外侧，曲池穴外上方1.0寸，当肱骨边缘处（图3-27）。

【主治】肘臂挛急疼痛。

【刺灸法】直刺0.5~1.0寸；可灸。

【附注】配伍应用：配曲池、手三里治疗肱骨外上髁炎。

图3-27　手阳明大肠经上臂穴位示意图

（十三）手五里

【定位】正坐，自然垂上臂。在臂外侧，当肩髃与曲池的连线上，曲池上3.0寸（图3-27）。

【主治】①肘臂挛痛；②瘰疬。

【刺灸法】直刺0.5~1.0寸；可灸。

（十四）臂臑

【定位】正坐，自然垂上臂。在臂外侧，三角肌止点处，当肩髃与曲池连线上，曲池穴上7.0寸（图3-27）。

【主治】①目疾；②肩臂疼痛；③瘰疬。

【刺灸法】直刺0.5~1.0寸，或向上斜刺0.8~1.2寸；可灸。

【附注】配伍应用：配养老、球后、光明治疗视力减弱。

(十五) 肩髃

【定位】正坐。外展上臂平肩，若肩臂活动困难者可自然垂臂。在肩峰端下缘，当肩峰与肱骨大结节之间，三角肌上部。上臂外展或向前平伸时，当肩峰前下方凹陷处（图3-27）。

【主治】①肩臂疼痛，上肢不遂；②瘾疹。

【刺灸法】直刺，或向下斜刺1寸左右；可灸。

【附注】配伍应用：配肩髎、肩贞、臑俞治疗肩关节周围炎；配曲池、外关、合谷治疗上肢不遂。

图3-28　手阳明大肠经肩部穴位示意图

(十六) 巨骨

【定位】正坐。在肩上部，当锁骨肩峰端与肩胛冈之间凹陷处（图3-28）。

【主治】①肩臂疼痛，上肢抬举不利；②瘿气，瘰疬。

【刺灸法】直刺，或微斜向外下方刺0.5~1.0寸，不可深刺；可灸。

图3-29　手阳明大肠经颈部
穴位示意图

(十七) 天鼎

【定位】正坐微仰头，或仰卧位。在颈外侧部，胸锁乳突肌后缘，当喉结旁，扶突穴与缺盆穴连线的中点（图

3-29）。

【主治】①咽喉肿痛，暴喑；②瘿气，瘰疬。

【刺灸法】直刺0.3~0.5寸；可灸。

（十八）扶突

【定位】正坐微仰头，或仰卧位。在颈
外侧部，喉结旁，当胸锁乳突肌的前、后缘之间
（图3-29）。

图3-30　手阳明大肠经

面部穴位示意图

【主治】①咽喉肿痛，暴喑；②瘿气，瘰疬；
③咳嗽，气喘。

【刺灸法】直刺0.5~0.8寸，注意避开颈动脉，不可针刺过深，一般不
宜使用电针，以免引起迷走神经反应；可灸。

【附注】据报道：针刺扶突、足三里、太冲用于甲状腺瘤、甲状腺囊肿、
甲状腺次全或全叶切除术，镇痛效果良好，针麻优良率达90%以上。

（十九）口禾髎

【定位】正坐或仰卧位。在上唇部，鼻孔外缘直下，平水沟穴
（图3-30）。

【主治】①鼻塞，衄血；②口㖞，口噤。

【刺灸法】直刺，或斜刺0.3~0.5寸；可灸。

（二十）迎香

【定位】正坐或仰卧位。在鼻翼外缘中点旁开约0.5寸，当鼻唇沟中
（图3-30）。

【主治】①鼻塞，鼻渊，衄血；②口㖞，面痒，面肿；③胆道蛔虫症。

【刺灸法】向内上方斜刺，或平刺0.3~0.5寸；不宜灸。

【附注】

（1）配伍应用：迎香穴是治疗鼻和面部病症的主穴之一。配印堂、合谷治疗鼻渊；配上星、风池、合谷治疗鼻衄；配水沟、合谷治疗面肿；配阳白、四白、地仓、翳风等穴治疗面瘫。

（2）据报道：①鼻炎：迎香是治疗鼻病的首选穴，针刺或用泼尼松龙穴位注射迎香穴治疗过敏性鼻炎、慢性鼻炎，效果满意；②胆道蛔虫症：迎香透刺四白穴治疗胆道蛔虫症，止痛效果良好，一般 0.5 小时左右即可缓解疼痛，2 小时左右疼痛消失。

二、手太阳小肠经

【经脉循行】①起于小指尺侧端（少泽穴）；②沿手背尺侧上至手腕部；③直上沿前臂外侧后缘，至肘部经尺骨鹰嘴与肱骨内上髁之间；④沿上臂外侧后缘；⑤上出肩关节部；⑥绕行肩胛部；⑦交会于大椎穴；⑧前行向下进入锁骨上窝部；⑨联络心脏；⑩沿着食管；⑪通过横膈；⑫到达胃部；⑬属于小肠。

锁骨上窝部支脉：⑭从锁骨上窝部；⑮沿着颈旁；⑯上达面颊；⑰经目外眦；⑱转入耳中（听宫穴）。

面颊部支脉：⑲从面颊部分出，经颧骨部抵达鼻旁；⑳到目内眦（睛明穴），与足太阳膀胱经相联接（图 3-31）。

小肠手太阳之脉，起于小指之端，循手外侧上腕，出踝中，直上循臂骨下廉，出肘内侧两筋之间，上循臑外后廉，出肩解，绕肩胛，交肩上，入缺盆，络心，循咽，下膈，抵胃，属小肠。其支者，从缺盆循颈，上颊，至目锐眦，却入耳中。其支者，别颊上颐，抵鼻，至目内眦（斜络于颧）（《灵枢·经脉》）。

【联系脏腑器官】属小肠，络心；与胃、食管、眼、耳、鼻有联系。

【主治概要】本经腧穴主要治疗头项、耳、目、咽喉病，热病，神志病以及经脉循行部位的其他病证。例如：头痛、耳鸣、耳聋、目翳、咽喉肿痛、热病、癫狂及肩臂外侧后缘疼痛等。

【本经腧穴】本经 1 名 2 穴，左右各 19 个穴位。首穴少泽，末穴听宫。

（一）少泽　井穴

【定位】俯掌。在手小指尺侧，指甲角旁 0.1 寸（图 3-32）。

【主治】①热病，昏迷；②产后乳少，乳痈；③头痛，咽喉肿痛。

【刺灸法】浅刺 0.1 寸；或用三棱针点刺出血；可灸。

【附注】

（1）配伍应用：少泽穴可调达气血而通乳，常与膻中、乳根、合谷等穴配伍使用，是治疗产后乳少的有效穴。配水沟、涌泉、其他井穴治疗热病、昏迷。

（2）据报道：针刺少泽、膻中穴，可使产后乳少妇女生乳素含量增加，促进乳汁分泌而治疗产后乳少。

图 3-31　手太阳小肠经循行示意图

图 3-32　手太阳小肠经手部穴位示意图

（二）前谷　荥穴

【定位】微握拳。在手尺侧，
第5掌指关节前，掌指横纹头赤白肉际处（图3-32）。

【主治】①热病，头痛，耳鸣，咽喉肿痛；②产后乳少；③手指麻木。

【刺灸法】直刺0.2寸；可灸。

【附注】配伍应用：配睛明、太阳治疗目痛、目翳。

（三）后溪　输穴、八脉交会穴——通于督脉

【定位】微握拳。在手掌尺侧，当第5掌指关节后的远端掌横纹头赤白肉际处（图3-32）。

【主治】①头项强痛，腰背痛，手指及肘臂挛急；②目赤，耳鸣，耳聋，咽喉肿痛；③热病，疟疾；④癫狂、痫证。

【刺灸法】直刺0.5~1.0寸，或向合谷穴方向透刺；可灸。

【附注】

（1）配伍应用：后溪穴通督脉，配申脉，为八脉交会穴之上下配穴，用于治疗头项强痛、肩背痛、目赤肿痛、落枕。配水沟治疗急性腰扭伤；配翳风、听宫治疗耳鸣、耳聋；配大椎治疗发热、疟疾；后溪透刺合谷治疗手指挛痛。

（2）据报道：①急性腰扭伤：针刺后溪穴，刺入后大幅度捻转5~10次，强刺激，得气后令患者活动腰部；②面肌痉挛：针刺同侧后溪穴，得气后施以大幅度捻转提插手法5~7次，针感以病人能耐受为度，如果症状无减轻者，取双侧穴，每日1次，每次30分钟。

（四）腕骨　原穴

【定位】俯掌。在手掌尺侧，当第5掌骨基底与钩骨之间的凹陷处（图

3-32）。

【主治】①耳鸣，目翳；②头项强痛，指挛腕痛；③热病，疟疾；④黄疸，消渴。

【刺灸法】直刺0.3~0.5寸；可灸。

【附注】配伍应用：配太冲、肝俞、胆俞、阳陵泉治疗黄疸、胁痛；配足三里、三阴交治疗消渴。

（五）阳谷 经穴

【定位】俯掌。在手腕尺侧，当尺骨茎突与三角骨之间的凹陷处（图3-32）。

【主治】①头痛，耳鸣，耳聋；②热病；③癫狂痫；④腕臂痛。

【刺灸法】直刺0.3~0.5寸；可灸。

【附注】配伍应用：配阳溪、阳池治疗腕关节痛；配百会、涌泉治疗癫痫。

（六）养老 都穴

【定位】掌心向胸。在前臂背面尺侧，当尺骨茎突桡侧骨缝凹陷中（图3-32）。

【主治】①目视不明；②落枕，肩背肘臂痛；③急性腰痛。

【刺灸法】以掌心向胸姿势，直刺或向肘部方向斜刺0.5~0.8寸；可灸。

【附注】

（1）配伍应用：养老穴能通经止痛，配后溪、命门治疗急性腰痛；配风池治疗落枕；配肩髃治疗肩臂、肘部痛。

（2）据报道：①急性腰扭伤：取养老穴，针尖向肘部方向斜刺0.5~1.0寸，得气后行针1分钟；②落枕：用强刺激针刺手法，左病右取，右病左取，得气后嘱患者活动颈部。

（七）支正　络穴

【定位】掌心对胸。在前臂背面尺侧，当阳谷与小海的连线上，腕背横纹上 5.0 寸（图3-33）。

【主治】①头痛，项强，肘臂酸痛；②热病，消渴；③癫狂。

【刺灸法】直刺0.5~0.8寸；可灸。

【附注】配伍应用：支正穴配神门，为"原络"配穴，有宁心安神的作用，治疗癫狂。

图3-33　手太阳小肠经前臂穴位示意图

（八）小海　合穴

【定位】微屈肘。当尺骨鹰嘴与肱骨内上髁之间凹陷处（图3-33）。

【主治】①肘臂麻木疼痛；②癫痫。

【刺灸法】直刺0.3~0.5寸；可灸。

【附注】配伍应用：配支正、后溪治疗肘臂、小指麻木疼痛。

图3-34　手太阳小肠经肩部穴位示意图

（九）肩贞

【定位】正坐，自然垂臂。臂内收，在腋后纹头上1.0寸（图3-34）。

【主治】①肩臂疼痛，上肢不遂；②瘰疬。

【刺灸法】直刺0.5~1.0寸，不宜向胸侧深刺；可灸。

（十）臑俞

【定位】正坐，自然垂臂。臂内收，当腋后纹头直上，肩胛冈下缘凹陷中（图3-34）。

【主治】①肩臂疼痛，上肢不遂；②瘰疬。

【刺灸法】直刺，或斜刺0.5~1.0寸，不宜向胸侧深刺；可灸。

（十一）天宗

【定位】正坐，自然垂臂。在肩胛部，当冈下窝中央凹陷处，即肩胛冈下缘与肩胛下角连线的上1/3与下2/3交界处，平第4胸椎（图3-34）。

【主治】①肩胛疼痛；②气喘；③乳痈，乳癖。

【刺灸法】直刺，或/斜刺0.5~1.0寸；可灸。

【附注】

（1）配伍应用：配曲垣、风池、天柱治疗肩背痛；配膻中治疗乳痈。

（2）据报道：①胆绞痛：针刺右侧天宗穴，有较好的镇痛作用；②多数胆道感染和胆石症患者在右侧天宗穴有压痛，且压痛程度随疾病的好转而逐渐减轻以至消失。

（十二）秉风

【定位】正坐，自然垂臂。在肩胛部，当冈上窝中央，天宗穴直上，举臂有凹陷处（图3-34）。

【主治】肩胛疼痛，上肢酸麻。

【刺灸法】直刺，或斜刺0.3~0.5寸；可灸。

（十三）曲垣

【定位】正坐，自然垂臂。在肩胛部，冈上窝内侧端，当臑俞穴与第2胸椎棘突连线的中点处（图3-34）。

【主治】肩胛疼痛。

【刺灸法】直刺，或斜刺0.3~0.5寸，不宜向胸侧深刺；可灸。

（十四）肩外俞

【定位】正坐或俯伏、俯卧位。在背部，当第1胸椎棘突下，旁开3.0寸（图3-34）。

【主治】肩背疼痛，颈项强痛。

【刺灸法】斜刺0.5~0.8寸，不宜深刺；可灸。

（十五）肩中俞

【定位】正坐或俯伏、俯卧位。在背部，当第7颈椎棘突下，旁开2.0寸（图3-34）。

【主治】①咳嗽，气喘；②肩背疼痛。

【刺灸法】斜刺0.5~0.8寸，不宜深刺；可灸。

【附注】配伍应用：肩中俞配肩髎、外关治疗肩背痛、肩周炎；配膻中、肺俞治疗咳嗽、气喘。

图3-35　手太阳小肠经颈部穴位示意图

（十六）天窗

【定位】正坐。在颈外侧部，胸锁乳突肌的后缘，扶突穴后，与喉结相平（图3-35）。

【主治】①耳鸣，耳聋，咽喉肿痛，暴喑；②颈项强痛。

【刺灸法】直刺0.5~0.8寸；可灸。

（十七）天容

【定位】正坐。在颈外侧部，当下颌角的后方，胸锁乳突肌的前缘凹陷中（图3-35）。

【主治】①耳鸣，耳聋，咽喉肿痛；②颈项强痛；③瘿气。

【刺灸法】直刺0.5~0.8寸，不宜深刺；可灸。

【附注】据报道：针刺天容穴对胆囊奥狄括约肌有明显的解疼镇痛作用，并能促进胆总管的收缩和胆汁的分泌。

（十八）颧髎

【定位】正坐或仰卧位。在面部，当目外眦直下，颧骨下缘凹陷处（图3-36）。

【主治】①口眼㖞斜，眼睑眴动，面痛；②齿痛。

【刺灸法】直刺0.3寸，或斜刺、平刺0.8寸左右；可灸。

图3-36　手太阳小肠经头部穴位示意图

【附注】配伍应用：配翳风、合谷治疗三叉神经痛、齿痛；配肝俞、太冲治疗面肌痉挛。

（十九）听宫

【定位】正坐或仰卧位。在面部，耳屏与下颌骨髁状突之间，张口时呈凹陷处（图3-36）。

【主治】①耳鸣，耳聋，聤耳；②齿痛；③癫狂、痫证。

【刺灸法】患者张口，直刺0.5~1.0寸；可灸。

【附注】

（1）配伍应用：听宫穴是治疗耳疾的近取主穴之一，常与翳风、外关配伍；配颊车、合谷治疗牙龈肿痛。

（2）据报道：①耳聋：针刺听宫穴，使部分病人耳蜗电位增高，提示有改善耳蜗功能的作用；②颞下颌关节炎：将 0.9%氯化钠注射液 1 ml 与地塞米松磷酸钠 5 mg 混合共 2 ml，张口注射患侧听宫穴，每隔 4 日治疗 1 次。

三、手少阳三焦经

【经脉循行】①起于无名指尺侧端（关冲穴）；②上行于掌背第 4、5 掌骨之间；③沿着腕背；④经前臂外侧尺骨与桡骨之间；⑤向上通过肘尖；⑥沿着上臂外侧；⑦上达肩部；⑧交出足少阳胆经的后面，⑨前行向下进入锁骨上窝部；⑩分布在胸中，散络心包；⑪向下通过横膈，从胸至腹，依次属于上、中、下三焦。

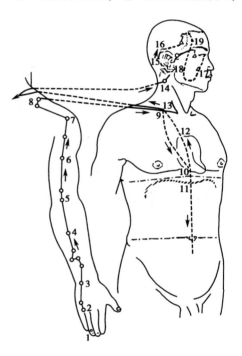

胸中支脉：⑫从胸中上行；⑬出于锁骨上窝部；⑭循项部上行；⑮沿耳后直上；⑯出于耳郭上方，上行额角，再屈而下行；⑰经面颊，到眼眶下。

耳后支脉：⑱从耳后进入耳中，出走耳前，与前脉交于面颊部；⑲经眉外梢（丝竹空穴），下行到目外眦（瞳子髎穴），与足少阳经相联接（图 3-37）。

图 3-37　手少阳三焦经循行示意图

三焦手少阳之脉，起于小指次指之端，上出两指之间，循手表腕，出臂外两骨之间，上贯肘，循臑外上肩，而交出足少阳之后，入缺盆，布膻中，散络心包，下膈，遍属三焦。其支者，从膻中，上出缺盆，上项，系耳后，直上出耳上角，以屈下颊至𪖨。其支者，从耳后入耳中，出走耳前，过客主人前，交颊，至目锐眦（《灵枢·经脉》）。

【联系脏腑器官】属三焦，络心包；与耳、眼有联系。

【主治概要】本经腧穴主要治疗侧头、耳、咽喉、胸胁病，热病以及经脉循行部位的其他病证。例如：头痛、耳鸣、耳聋、目赤肿痛、咽喉肿痛、胁肋痛、发热、肩臂外侧疼痛等。

【本经腧穴】本经 1 名 2 穴，左右各 23 个穴位。首穴关冲，末穴丝竹空。

图 3-38　手少阳三焦经手部穴位示意图

（一）关冲　井穴

【定位】正坐或仰卧位，俯掌。在无名指尺侧，指甲角旁 0.1 寸（图 3-38）。

【主治】①热病，中暑，昏厥；②头痛，目赤，耳鸣，耳聋，咽喉肿痛。

【刺灸法】浅刺 0.1 寸，或用三棱针点刺出血；可灸。

【附注】配伍应用：关冲穴具有泄热开窍的作用，配水沟、劳宫治疗中风昏迷、中暑；配风池、商阳治疗热病；配少商、少泽治疗咽喉肿痛；配风池、商阳，治疗热病无汗。

（二）液门　荥穴

【定位】正坐或仰卧位，俯掌。在手背部，当 4、5 掌指关节之间，指蹼后方赤白肉际处（图 3-38）。

【主治】①头痛，目赤，耳聋，耳鸣，咽喉肿痛；②热病，疟疾；③手臂痛。

【刺灸法】直刺 0.3~0.5 寸；可灸。

（三）中渚　输穴

【定位】正坐或仰卧位，俯掌。在手背部，当第 4 掌指关节后，第 4、5 掌骨之间凹陷处（图 3-38）。

【主治】①头痛，目赤，耳聋，耳鸣，咽喉肿痛；②热病；③肩背肘臂痛，手指屈伸不利。

【刺灸法】直刺 0.3~0.5 寸；可灸。

【附注】

（1）配伍应用：本经循行联系耳、目、颊部，根据经脉所过，主治所及的规律，中渚常与外关、曲池、合谷、后溪等穴配伍治疗头面五官病证。配听宫、翳风治疗耳鸣；配外关、期门治疗胁肋痛；配八邪、外关治疗手背肿痛、手指不能屈伸。

（2）据报道：①肩周炎：取患侧中渚穴，向腕部斜刺 0.5 寸，得气后用泻法，使针感传至肘部并留针，嘱患者主动活动患肩，隔日治疗 1 次，7 次为 1 疗程；②镇痛：以中渚、列缺为主穴，用于眼科手术的镇痛，效果优于眼区穴。

（四）阳池　原穴

【定位】正坐或仰卧位，俯掌。在腕背横纹中，当指总伸肌腱尺侧缘的凹陷处（图 3-38）。

【主治】①目赤肿痛，耳聋，咽喉肿痛；②消渴，疟疾；③肘臂手腕痛。

【刺灸法】直刺 0.3~0.5 寸；可灸。

【附注】配伍应用：配脾俞、太溪治疗消渴；配外关、曲池治疗肘臂麻木。

（五）外关　络穴、八脉交会穴——通于阳维脉

【定位】正坐或仰卧位，俯掌。在前臂背侧，当阳池与肘尖的连线上，腕背横纹上 2.0 寸，尺骨与桡骨之间（图 3-39）。

【主治】①热病，头痛，目赤肿痛，耳鸣，耳聋；②胸胁痛；③上肢痿痹不遂；④瘰疬。

【刺灸法】直刺 0.5~1.0 寸；可灸。

【附注】

（1）配伍应用：外关穴通阳维脉，阳维脉主表，故能清热解表，常配合谷、曲池、大椎、风池等穴治疗表证、热病；配足临泣为八脉交会穴之上下配穴，治疗侧头、耳、目、颈项及肩部病症；配阳陵泉穴调理气机治疗胁肋疼痛。

（2）据报道：①踝关节扭伤：取患肢对侧外关穴，针刺得气后反复提插捻转，在行针时，嘱患者活动患肢，可减轻疼痛；②近视：外关配光明穴治疗青少年近视眼有效。

图 3-39　手少阳三焦经
前臂穴位示意图

（六）支沟　经穴

【定位】正坐或仰卧位，俯掌。在前臂背侧，当阳池与肘尖的连线上，腕背横纹上 3.0 寸，尺骨与桡骨之间（图 3-39）。

【主治】①便秘；②胁肋痛；③耳聋，耳鸣，暴喑；④热病。

【刺灸法】直刺 0.5~1.0 寸；可灸。

【附注】配伍应用：支沟穴有宣通三焦气机、通调水道的作用，是治疗便秘、胁肋痛的有效穴。配足三里、天枢、照海治疗习惯性便秘；配外关、阳陵泉、期门治疗胁肋疼痛。

（七）会宗　郄穴

【定位】正坐或仰卧位，俯掌。在前臂背侧，腕背横纹上 3.0 寸，支沟尺侧，当尺骨的桡侧缘（图 3-39）。

【主治】①耳鸣，耳聋；②癫痫；③肘臂痛。

【刺灸法】直刺 0.5~1.0 寸；可灸。

（八）二阳络

【定位】正坐或仰卧位，俯掌。在前臂背侧，腕背横纹上 4.0 寸，尺骨与桡骨之间（图 3-39）。

【主治】①耳聋，暴喑，齿痛；②肘臂痛。

【刺灸法】直刺 0.5~1.0 寸；可灸。

【附注】据报道：三阳络透郄门，对胸部手术有良好的镇痛作用，用于二尖瓣扩张术和肺叶切除术的针刺麻醉。

（九）四渎

【定位】正坐或仰卧位，俯掌。在前臂背侧，当阳池与肘尖的连线上，尺骨鹰嘴下 5.0 寸，尺骨与桡骨之间（图 3-39）。

【主治】①偏头痛，耳聋，暴喑，咽喉肿痛；②肘臂痛。

【刺灸法】直刺 0.5~1.0 寸；可灸。

（十）天井　合穴

【定位】正坐或仰卧位。在臂外侧，屈肘时，当尺骨鹰嘴上 1.0 寸凹陷处（图 3-40）。

【主治】①偏头痛，耳聋；②瘰疬；③癫痫；④肘臂痛。

【刺灸法】直刺 0.5~1.0 寸；可灸。

【附注】配伍应用：配少海、曲池透臂臑治疗瘰疬。

(十一) 清冷渊

图 3-40 手少阳三焦经
上臂穴位示意图

【定位】正坐或仰卧位，屈肘。在臂外侧，当尺骨鹰嘴上 2.0 寸，即天井上 1.0 寸（图 3-40）。

【主治】头痛，目痛，肩臂痛。

【刺灸法】直刺 0.5~1.0 寸；可灸。

(十二) 消泺

【定位】正坐或侧卧位，臂自然下垂。在臂外侧，当清冷渊与臑会连线的中点处，或清冷渊上 3.0 寸（图 3-40）。

【主治】头痛，颈项强痛，肩臂痛。

【刺灸法】直刺 1.0 寸左右；可灸。

(十三) 臑会

【定位】正坐或侧卧位，臂自然下垂。在臂外侧，当肩髎与尺骨鹰嘴连线上，肩髎下 3.0 寸，三角肌的后下缘（图 3-40）。

【主治】①瘿气，瘰疬；②肩臂痛。

【刺灸法】直刺 1 寸左右；可灸。

(十四) 肩髎

【定位】正坐或侧卧、俯卧位。在肩部，肩峰后下方，上臂外展时，当肩髃后寸许凹陷中（图 3-40）。

【主治】肩臂痛，上肢不遂。

【刺灸法】直刺1寸左右；可灸。

（十五）天髎

【定位】正坐或俯卧位。在肩胛部，肩井与曲垣连线的中点，当肩胛骨上角凹陷处（图3-41）。

【主治】颈项强痛，肩臂痛。

【刺灸法】直刺0.5~0.8寸；可灸。

（十六）天牖

【定位】正坐，侧伏或侧卧位。在颈侧部，当乳突后下方，胸锁乳突肌的后缘，平下颌角处（图3-42）。

【主治】①头痛，项强，目痛，耳聋；②瘰疬。

【刺灸法】直刺0.5~1.0寸；可灸。

图3-41　手少阳三焦经肩部穴位示意图　图3-42　手少阳三焦经颈部穴位示意图

（十七）翳风

【定位】正坐，侧伏或侧卧位。在耳垂后方，当乳突与下颌角之间的凹陷处（图3-43）。

【主治】①耳鸣，耳聋，聤耳；②口眼㖞斜，口噤，齿痛，疟腮；③

瘰疬。

【刺灸法】直刺1寸左右；可灸。

【附注】

(1) 配伍应用：翳风穴是治疗耳疾的主穴之一，常与听会、听宫等穴配伍；风邪引起的面瘫，本穴为首选穴之一，配太阳、四白、地仓透颊车、合谷等穴治疗；配角孙、合谷治疗痄腮。

(2) 据报道：①呃逆：用两拇指用力按压翳风穴，以患者自觉胀痛难忍为度，有较好的作用；②化脓性中耳炎：取翳风穴用悬灸法治疗，效果良好；③腮腺炎：取患侧翳风穴，针尖略斜向下方，用疾徐法进针1.0~1.5寸后，提插捻转，中强刺激2~3分钟，不留针；④面神经炎：针刺时，针尖向鼻尖方向进针，使患者有得气感并扩散到面部为度。

(十八) 瘈脉

【定位】正坐，侧伏或侧卧位。在耳后乳突中央，当翳风与角孙之间，沿耳轮连线的上2/3与下1/3的交点处（图3-43）。

【主治】①头痛，耳鸣，耳聋；②小儿惊风。

【刺灸法】向下平刺0.3~0.5寸；或三棱针点刺出血；可灸。

(十九) 颅息

【定位】正坐，侧伏或侧卧位。在头部，当翳风与角孙之间，沿耳轮连线的上1/3与下2/3的交点处（图3-43）。

【主治】①头痛，耳鸣，耳聋；②小儿惊风。

【刺灸法】向下平刺0.3~0.5寸；可灸。

图3-43 手少阳三焦经
头部穴位示意图

（二十）　角孙

【定位】正坐，侧伏或侧卧位。在头部，折耳郭向前，当耳尖直上入发际处（图3-43）。

【主治】①疖腮，目赤肿痛，目翳；②头痛，项强。

【刺灸法】平刺0.3~0.5寸；可灸。

【附注】

（1）配伍应用：配风池、外关治疗偏头痛。

（2）据报道：用灯火灸角孙穴治疗小儿疖腮，有一定的效果。

（二十一）　耳门

【定位】正坐，侧伏或侧卧位。在面部，当耳屏上切迹与下颌骨髁状突之间，张口有凹陷处（图3-43）。

【主治】①耳鸣，耳聋，聤耳；②齿痛。

【刺灸法】患者张口，直刺0.5~1.0寸；可灸。

【附注】配伍应用：耳门是治疗耳病的常用主穴之一，常与听宫、听会、翳风、中渚、外关等穴配伍使用。

（二十二）　耳和髎

【定位】正坐，侧伏或侧卧位，或仰卧位。在头侧部，鬓发后缘，平耳郭根的前方，当颞浅动脉的后缘（图3-43）。

【主治】①头痛，耳鸣；②口噤，口㖞。

【刺灸法】向下平刺，或斜刺0.3~0.5寸，避开颞浅动脉；可灸。

（二十三）　丝竹空

【定位】正坐或仰卧位。在面部，当眉梢的凹陷处（图3-43）。

【主治】①目赤肿痛，目眩，眼睑瞤动；②头痛，齿痛；③癫痫。

【刺灸法】平刺0.5~1.0寸，或透刺鱼腰、太阳穴；不灸。

【附注】配伍应用：丝竹空以治疗目疾为主，配后溪治疗眼睑瞤动；配攒竹、太阳、风池治疗目赤肿痛；丝竹空透率谷或透头维，治疗偏头痛。

第四节　足三阳经

一、足阳明胃经

【经脉循行】面部支脉：①从鼻旁迎香穴开始（与手阳明大肠经相交），上行到鼻子的根部；②与足太阳经交会于睛明穴；③向下沿鼻外侧；④进入上齿龈中；⑤回出来挟口旁，环绕口唇；⑥向下交会于额唇沟；⑦退回来沿下颌出面动脉；⑧经过下颌角；⑨上行耳前，经过颧弓；⑩沿着发际；⑪到达前额中部。

颈部支脉：⑫从大迎前向下经过颈总动脉，沿着喉咙；⑬进入锁骨上窝。

躯干部支脉：⑭内行支脉由锁骨上窝向下通过横膈；⑮属于胃，联络脾；⑯外行支脉从锁骨上窝下行经乳头；⑰向下挟脐旁，进入少腹两侧腹股沟动脉。

下肢部支脉：⑱胃下口支脉沿腹里向下与外行支脉在气冲穴会合；⑲下行髋关节前；⑳到股四头肌隆起最高点；㉑下至膝盖；㉒沿胫骨外侧前缘；㉓下经足跗；㉔进入足的第2趾外侧端。

胫部支脉：㉕从膝下3寸处（足三里）分出；㉖进入足中趾外侧。

足跗部支脉：㉗从足跗上分出；进入足大趾内侧端，接足太阴脾经（图3-44）。

起于鼻，交颏中，旁约太阳之脉，下循鼻外，入上齿中，还出挟口，环唇，下交承浆，却循颐后下廉，出大迎，循颊车，上耳前，过客主人，循发

际，至额颅。其支者，从大迎前，
下人迎，循喉咙，入缺盆，下膈，
属胃，络脾。其直者，从缺盆下
乳内廉，下挟脐，入气街中。

　　其支者，起于胃口，下循腹
里，下至气街中而合。以下髀关，
抵伏兔，下膝髌中，下循胫外廉，
下足跗，人中指内间。

　　其支者，下膝三寸而别，下
入中指外间。其支者，别跗上，
入大指间，出其端。（《灵枢·经
脉》）

　　【联系组织脏器】属胃，络
脾，与鼻、眼、口、上齿、喉咙、
乳房相联系。

图 3-44　足阳明胃经循行示意图

　　【主治概要】本经腧穴主要治
疗胃肠病、头面五官病、神志病、
热病及经脉循行部位的其他病证。例如：胃痛、呕
吐、泄泻、便秘、面瘫、牙痛、癫狂及下肢偏瘫等。

　　【本经腧穴】本经 1 名 2 穴，左右各 45 个穴位。
首穴承泣，末穴厉兑。

（一）承泣

　　【定位】正坐位或仰卧位，目正视，瞳孔直下，
当眼球与眶下缘之间（图 3-45）。

图 3-45　足阳明胃经
面部穴位示意图

　　【主治】①目赤肿痛，流泪，夜盲，眼睑瞤动；②口眼㖞斜，面肌痉挛。

【刺灸法】押手拇指向上轻推眼球，刺手持针沿眶下缘缓慢刺入0.5~1.5寸，不宜提插，以防刺破血管引起血肿；禁灸。

【附注】本穴主要用于眼底病变的治疗。配睛明、风池、曲池、太冲，治青光眼。

(二) 四白

【定位】正坐位或仰卧位，目正视，瞳孔直下，当眶下孔凹陷中（图3-45）。

【主治】①目赤痛痒，目翳，眼睑瞤动；②三叉神经痛，口眼㖞斜，面肌痉挛；③鼻衄；④胆道蛔虫症。

【刺灸法】直刺或斜刺0.3~0.5寸，不可深刺；不宜灸。

【附注】配伍应用：配下关、地仓、颊车、颧髎、合谷，治面瘫。

(三) 巨髎

【定位】正坐位或仰卧位，目正视，瞳孔直下，平鼻翼下缘处，当鼻唇沟外侧（图3-45）。

【主治】①口眼㖞斜，眼睑瞤动；②鼻衄；③齿痛，唇颊肿。

【刺灸法】斜刺或平刺0.3~0.5寸；可灸。

【附注】配伍应用：配天窗，治颊肿痛；配地仓、迎香、颊车、下关、合谷，治面瘫。

(四) 地仓

【定位】正坐位或仰卧位，口角旁0.4寸，上直对瞳孔（图3-45）。

【主治】①口角㖞斜，流涎，唇缓不收，齿痛；②眼睑瞤动。

【刺灸法】斜刺或平刺0.5~0.8寸；可灸。

【附注】配伍应用：本穴为治疗口眼㖞斜、流涎的常用穴。配颊车、合

谷，治口角㖞斜，牙齿疼痛；配鱼腰、四白治
三叉神经痛。

图3-46　足阳明胃经
头部穴位示意图

（五）大迎

【定位】正坐位或仰卧位，下颌角前下方，
咬肌附着部前缘，当面动脉搏动处
（图3-46）。

【主治】①口㖞，牙关紧闭；②颊肿，齿痛。

【刺灸法】避开动脉，斜刺或平刺0.3～0.5寸；可灸。

（六）颊车

【定位】正坐位或仰卧位，下颌角前上方一横指（中指），咀嚼时咬肌隆
起最高点处（图3-46）。

【主治】①口㖞，齿痛；②颊肿，牙关紧闭。

【刺灸法】直刺0.3～0.5寸，平刺0.5～1.0寸，可向地仓穴透刺；可灸。

【附注】配伍应用：本穴为治疗腮腺炎、面瘫的常用穴。配地仓，治口
眼㖞斜；配翳风、合谷，治急性腮腺炎；配承浆、合谷，治口噤不开。

（七）下关

【定位】正坐位或仰卧位，在面部耳前方，颧弓下缘中央与下颌切迹之
间凹陷中。合口有孔，张口即闭（图3-46）。

【主治】①耳聋，耳鸣，聤耳；②齿痛，口眼㖞斜，三叉神经痛。

【刺灸法】直刺0.5～1.0寸；可灸。

【附注】配伍应用：本穴为治疗上牙痛、下颌关节炎、牙关紧闭及口眼
㖞斜的常用穴。配颊车、合谷，治牙痛；配耳门、听宫、翳风、外关，治耳
鸣、耳聋；配地仓、颧髎、迎香、颊车、合谷，治面瘫、三叉神经痛。

（八）头维

【定位】正坐位或仰卧位，当额角发际直上 0.5 寸，距头前正中线 4.5 寸（图 3-46）。

【主治】①头痛；②目眩，目痛，流泪。

【刺灸法】平刺 0.5~1.0 寸。《针灸甲乙经》：禁不可灸。

【附注】

（1）配伍应用：本穴为治疗各种原因导致的偏头痛的常用穴。配曲鬓、风府、列缺，治偏头痛。

（2）据报道：该穴可急救高血压脑病。

（九）人迎

【定位】正坐位或仰卧位。在颈部，横平喉结，胸锁乳突肌的前缘，颈总动脉搏动处（图 3-47）。

【主治】①咽喉肿痛，气喘；②瘰疬，瘿气；③高血压。

图 3-47　足阳明胃经
颈部穴位示意图

【刺灸法】避开颈总动脉，直刺 0.3~0.5 寸。《针灸甲乙经》：禁不可灸。

【附注】配伍应用：本穴为治疗高血压病的局部常用穴。配曲池、足三里，治高血压；配百会、人中、内关、太冲、膈俞、脾俞、肝俞，治低血压。

（十）水突

【定位】正坐位或仰卧位。在颈部，当胸锁乳突肌前缘人迎穴与气舍穴连线的中点（图 3-47）。

【主治】咽喉肿痛，咳嗽，气喘。

【刺灸法】直刺0.3~0.5寸；可灸。

（十一）气舍

【定位】正坐位或仰卧位。在颈部，锁骨内侧端上缘，在胸锁乳突肌的胸骨头与锁骨头之间（图3-47）。

【主治】①咽喉肿痛，气喘；②呃逆；③瘿瘤，瘰疬；④颈项强痛。

【刺灸法】直刺0.3~0.5寸。本经气舍至乳根诸穴，深部有大动脉及肺、肝等重要脏器，不可深刺；可灸。

（十二）缺盆

【定位】正坐位或仰卧位。锁骨上窝中央，前正中线旁开4寸（图3-47）。

【主治】①咳嗽，气喘，咽喉肿痛；②缺盆中痛；③瘰疬。

【刺灸法】直刺或斜刺0.3~0.5寸。《类经图翼》：孕妇禁针。可灸。

图3-48　足阳明胃经胸部穴位示意图

（十三）气户

【定位】正坐位或仰卧位。在胸部，锁骨下缘，前正中线旁开4寸（图3-48）。

【主治】①咳嗽，气喘；②呃逆；③胸胁胀满，胸痛。

【刺灸法】斜刺或平刺0.5~0.8寸；可灸。

【附注】配伍应用：配云门、天府、神门，治喘逆上气；配华盖，治胸胁疼痛。

（十四）库房

【定位】仰卧位。在胸部，当第 1 肋间隙，前正中线旁开 4 寸（图 3-48）。

【主治】①咳嗽，气喘，咳吐脓血；②胸胁胀痛。

【刺灸法】斜刺或平刺 0.5~0.8 寸；可灸。

【附注】配伍应用：配肺俞、膻中、天突、尺泽，治咳吐脓血；配屋翳、膏肓，治上气咳逆。

（十五）屋翳

【定位】仰卧位。在胸部，第 2 肋间隙，前正中线旁开 4 寸（图 3-48）。

【主治】①咳嗽，气喘，咳吐脓血；②胸胁胀痛；③乳癖，乳痈。

【刺灸法】斜刺或平刺 0.5~0.8 寸；可灸。

（十六）膺窗

【定位】仰卧位。在胸部，第 3 肋间隙，前正中线旁开 4 寸（图 3-48）。

【主治】①咳嗽，气喘；②胸胁胀痛；③乳痈。

【刺灸法】斜刺或平刺 0.5~0.8 寸；可灸。

【附注】配伍应用：配乳根、膻中、合谷、少泽，治乳痈、乳房胀痛。

（十七）乳中

【定位】仰卧位。在胸部，当第 4 肋间隙，乳头中央，前正中线旁开 4 寸（图 3-48）。

【刺灸法】本穴不针不灸，只作胸腹部腧穴的定位标志。

（十八）乳根

【定位】仰卧位。在胸部，乳头直下，第5肋间隙，前正中线旁开4寸（图3-48）。

【主治】①咳嗽，气喘；②呃逆；③胸痛；④乳痈，乳汁少。

【刺灸法】斜刺或平刺0.5~0.8寸；可灸。

【附注】配伍应用：配膻中、少泽，治乳痈；配足三里、少泽、中脘，治乳汁少。

（十九）不容

【定位】仰卧位。在上腹部，脐中上6寸，前正中线旁开2寸（图3-49）。

男性

女性

乳根

不容
承满
梁门
关门
太乙
滑肉门
天枢
外陵
大巨
水道
归来
气冲

8寸

5寸

图3-49　足阳明胃经胸腹部穴位示意图

【主治】①呕吐，胃痛，食欲不振；②腹胀。

【刺灸法】直刺0.5~1.0寸；可灸。

【附注】配伍应用：配中脘、内关、足三里、公孙，治胃痛、腹胀。

（二十）承满

【定位】仰卧位。在上腹部，脐中上5寸，前正中线旁开2寸（图3-49）。

【主治】①胃痛，吐血，食欲不振；②腹胀。

【刺灸法】直刺0.5~1.0寸，肝肿大者慎针或禁针，不宜作大幅度提插；可灸。

（二十一）梁门

【定位】仰卧位。在上腹部，脐中上4寸，前正中线旁开2寸（图3-49）。

【主治】①胃痛，呕吐，食欲不振；②腹胀，大便溏薄。

【刺灸法】直刺0.8~1.2寸，肝肿大者慎针或禁针，不宜作大幅度提插；可灸。

【附注】配伍应用：本穴为治疗胃疾的局部常用穴。配中脘、足三里，治胃痛；配公孙、内关，治呕吐。

（二十二）关门

【定位】仰卧位。在上腹部，脐中上3寸，前正中线旁开2寸（图3-49）。

【主治】①腹胀，腹痛，肠鸣泄泻；②水肿。

【刺灸法】直刺0.8~1.2寸；可灸。

【附注】配伍应用：配中脘、天枢、关元、足三里，治腹胀、腹痛；配足三里、水分，治肠鸣腹泻。

（二十三）太乙

【定位】仰卧位。在上腹部，脐中上 2 寸，前正中线旁开 2 寸（图 3-49）。

【主治】①胃痛；②心烦，癫狂。

【刺灸法】直刺 0.8~1.2 寸；可灸。

【附注】配伍应用：配百会、心俞、神门、大陵，治癫狂证。

（二十四）滑肉门

【定位】仰卧位。在上腹部，脐中上 1 寸，前正中线旁开 2 寸（图 3-49）。

【主治】①胃痛，呕吐；②癫狂。

【刺灸法】直刺 0.8-1.2 寸；可灸。

【附注】配伍应用：配天枢、中脘、关元、大横，治肥胖症。

（二十五）天枢   大肠募穴

【定位】仰卧位。在腹中部，脐中旁开 2 寸（图 3-49）。

【主治】①腹胀，绕脐痛，便秘，泄泻，痢疾；②月经不调，痛经。

【刺灸法】直刺 1~1.5 寸。《千金方》：孕妇不可灸。

【附注】配伍应用：本穴为治疗各种大肠疾患的主穴。配上巨虚、支沟，治便秘与泄泻；配三阴交、地机、太冲，治痛经；配合谷、阑尾穴、上巨虚、关元，治阑尾炎；配关元、足三里、曲池、上巨虚，治腹痛、腹泻。

（二十六）外陵

【定位】仰卧位。在下腹部，脐中下 1 寸，前正中线旁开 2 寸（图 3-49）。

【主治】①腹痛；②疝气，痛经。

【刺灸法】直刺 1~1.5 寸；可灸。

（二十七）大巨

【定位】仰卧位。在下腹部，脐中下 2 寸，前正中线旁开 2 寸（图 3-49）。

【主治】①小腹胀满；②小便不利；③疝气，遗精，早泄。

【刺灸法】直刺 1~1.5 寸；可灸。

【附注】配伍应用：配肾俞、关元、命门、次髎，治阳痿、遗精。

（二十八）水道

【定位】仰卧位。在下腹部，脐中下 3 寸，前正中线旁开 2 寸（图 3-49）。

【主治】①小腹胀满；②小便不利；③痛经，不孕，疝气。

【刺灸法】直刺 1~1.5 寸；可灸。

【附注】配伍应用：配肾俞、膀胱俞、三阴交，治肾炎；配关元、中极、三阴交、阴陵泉，治尿潴留、膀胱炎；配水分、足三里、三阴交，治腹水。

（二十九）归来

【定位】仰卧位。在下腹部，脐中下 4 寸，前正中线旁开 2 寸（图 3-49）。

【主治】①痛经，经闭，月经不调，白带，阴挺；②莲中痛，疝气；③少腹疼痛。

【刺灸法】直刺 1~1.5 寸；可灸。

【附注】配伍应用：本穴为治疗各种妇科病证的常用穴。配关元、中极、三阴交、肾俞，治经闭、白带过多；配大敦、太冲，治疝气。

（三十）气冲

【定位】仰卧位。在腹股沟稍上方，脐中下5寸，前正中线旁开2寸（图3-49）。

【主治】①肠鸣腹痛；②沛气，月经不调，不孕，阳痿，阴肿。

【刺灸法】直刺0.5~1.0寸；可灸。

【附注】配伍应用：配曲泉、太冲，治疝气。

（三十一）髀关

【定位】仰卧位。在大腿前面，髂前上棘与髌底外侧端连线上，屈髋时，平会阴，居缝匠肌外侧凹陷中（图3-50）。

【主治】腰痛膝冷，痿痹，下肢瘫痪。

【刺灸法】直刺1~2寸；可灸。

【附注】配伍应用：配伏兔、梁丘、足三里、阳陵泉，治下肢痿痹。

（三十二）伏兔

【定位】仰卧位。在大腿前面，当髂前上棘与髌底外侧端连线上，髌底上6寸（图3-50）。

【主治】①腰痛膝冷，下肢麻痹；②脚气。

【刺灸法】直刺1~2寸；可灸。

【附注】配伍应用：配环跳、风市、足三里、阳陵泉、三阴交，治下肢瘫痪。

图3-50　足阳明胃经
足部穴位示意图

（三十三）阴市

【定位】仰卧位。在大腿前面，当髂前上棘与髌底外侧端连线上，髌底上 3 寸（图 3-50）。

【主治】腿膝痿痹，屈伸不利，下肢不遂。

【刺灸法】直刺 1~1.5 寸；可灸。

【附注】配伍应用：配足三里、阳陵泉，治腿膝痿痹。

（三十四）梁丘　郄穴

【定位】仰卧位。在大腿前面，当髂前上棘与髌底外侧端连线上，髌底上 2 寸，股外侧肌与股直肌肌腱之间。（图 3-50）。

【主治】①膝肿痛，下肢不遂；②胃痛；③乳痈，乳痛。

【刺灸法】直刺 1~1.2 寸；可灸。

【附注】配伍应用：本穴治疗急慢性胃痛疗效较好。配中脘、内关、公孙、足三里，治胃痛；配阴陵泉、阳陵泉、犊鼻、鹤顶，治膝关节疼痛，肿胀；配地五会，治乳痈。

（三十五）犊鼻

【定位】屈膝，在膝前区，髌韧带外侧凹陷中。（图 3-51）。

图 3-51　足阳明胃经胫部穴位示意图

【主治】①膝痛，下肢痿痹，关节屈伸不利；②脚气。

【刺灸法】向后内斜刺 0.5~1.0 寸；可灸。

【附注】配伍应用：配梁丘、血海、阴陵泉、阳陵泉、足三里，治膝关节疼痛。

（三十六）足三里　合穴、胃下合穴

【定位】屈膝，在小腿前外侧，当犊鼻穴下 3 寸，胫骨前缘外一横指处（图 3-51）。

【主治】①胃痛，呕吐，噎膈，腹胀，泄泻，痢疾，便秘，肠鸣；②中风，下肢麻痹；③水肿；④癫狂；⑤心悸，气短；⑥虚劳羸瘦。

【刺灸法】直刺 1~2 寸；可灸。

【附注】配伍应用：本穴为治疗各种脾胃疾患，以及因脾胃功能失调导致的各种病证的主穴。且具有培元固本作用，是保健要穴。配中脘、梁丘，治胃脘痛；配天枢、上巨虚、关元，治慢性肠炎；配内关、公孙、中脘治呕吐；配中脘、内关、膈俞、天突，治呃逆；配伏兔、风市、阳陵泉，治下肢偏瘫；配百会、水沟、合谷、太冲，治晕厥。

（三十七）上巨虚　大肠下合穴

【定位】屈膝，在小腿前外侧，犊鼻下 6 寸，犊鼻与解溪连线上（图 3-51）。

【主治】①腹痛，腹泻，便秘，肠痈；②中风瘫痪，下肢痿痹；③脚气。

【刺灸法】直刺 1~2 寸；可灸。

【附注】配伍应用：本穴为治疗大肠腑病的常用穴。配内关、公孙、曲池、天枢，治脾胃虚弱、胃痛、腹痛、痢疾；配天枢，治肠炎、痢疾。

（三十八）条口

【定位】屈膝，在小腿前外侧，犊鼻下8寸，犊鼻与解溪连线上（图3-51）。

【主治】①下肢痿痹，瘫痪，转筋；②肩痛不得举；③脘腹疼痛。

【刺灸法】直刺1~1.5寸；可灸。

【附注】配伍应用：条口透承山，配肩髃、肩髎，治肩臂痛；配环跳、风市、足三里、三阴交、悬钟，治下肢痿痹；

（三十九）下巨虚　小肠下合穴

【定位】屈膝，在小腿前外侧，犊鼻下9寸，犊鼻与解溪连线上（图3-51）。

【主治】①小腹痛，泄泻，痢疾；②下肢痿痹；③乳痈；④腰脊痛引睾丸。

【刺灸法】直刺1~1.5寸；可灸。

【附注】配伍应用：本穴与足三里、上巨虚相配为治疗消化系统疾病的重要穴位。配阳陵泉、悬钟、委中、承山、昆仑，治下肢痿软或麻木；配丘墟、侠溪、肾俞，治胸胁痛。

（四十）丰隆　络穴

【定位】屈膝，在小腿前外侧，犊鼻下8寸，距胫骨前缘二横指（图3-51）。

【主治】①呕吐，腹胀，便秘；②下肢痿痹；③头痛，眩晕；④痰多咳嗽，哮喘；⑤水肿；⑥癫狂。

【刺灸法】直刺1~1.5寸；可灸。

【附注】配伍应用：本穴为治疗痰湿所致病变的常用穴。配神门、太冲，治癫痫；配天突、肺俞、中脘、尺泽、足三里，治咳喘痰多；配风池、神门、内关、百会，治失眠、头痛、头晕。

图 3-52　足阳明胃经
足部穴位示意图

（四十一）解溪　经穴

【定位】在踝区，踝关节前面中央凹陷中，姆长伸肌腱与趾长伸肌腱之间（图 3-52）。

【主治】①腹胀，便秘；②头疼，眩晕，目赤必下肢痿痹，脚背肿痛；④胃热谵语，癫狂。

【刺灸法】直刺 0.5~1.0 寸；可灸。

【附注】配伍应用：配承光，治风眩头痛；配肾俞、复溜、阴陵泉，治肾炎；配商丘、丘墟、昆仑、太溪，治踝部疼痛。

（四十二）冲阳　原穴

【定位】在足背最高处，姆长伸肌腱和趾长伸肌腱之间，当二、三跖骨与楔状骨间，足背动脉搏动处（图 3-52）。

【主治】①口眼㖞斜，面肿，齿痛；②癫狂痫；③胃痛；④足痿无力。

【刺灸法】避开动脉，直刺 0.3~0.5 寸；可灸。

【附注】配伍应用：配足三里、仆参、飞扬、复溜、完骨，治足痿；配百会、大陵、合谷、神门、后溪、心俞，治精神病。

（四十三）陷谷　输穴

【定位】在足背，第 2、3 跖骨结合部前方凹陷中（图 3-52）。

【主治】①面浮身肿，目赤肿痛；②肠鸣腹痛；③热病；④足背肿痛。

【刺灸法】直刺或斜刺 0.5-1 寸；可灸。

【附注】配伍应用：配列缺，治面目浮肿；配大肠俞、太白、公孙、天枢，治腹痛。

（四十四）内庭 荥穴

【定位】在足背，第2、3趾间，趾蹼缘后方赤白肉际处（图3-52）。

【主治】①胃痛，吐酸，腹胀，泄泻，痢疾，便秘；②齿痛，咽喉肿痛，口歪，鼻衄；③热病；④足背肿痛。

【刺灸法】直刺或斜刺0.5~0.8寸；可灸。

【附注】配伍应用：本穴为治疗胃经实热导致的牙痛、咽喉肿痛及鼻衄等病的常用穴。配合谷、颊车，治齿痛。

（四十五）厉兑 井穴

【定位】在足趾，第2趾末节外侧，趾甲根角侧后方0.1寸（图3-52）。

【主治】①腹胀；②面肿，鼻衄，齿痛，咽喉肿痛；③热病；④多梦，癫狂。

【刺灸法】浅刺0.1寸；可灸。

【附注】配伍应用：配百会、人中、中冲，治晕厥、中风、中暑；配内关、神门，治多梦。

二、足太阳膀胱经

【经脉循行】①起于目内眦；②上额；③交会于巅顶。

巅顶部支脉：④从巅顶到耳上角。

巅顶部直行的脉：⑤从巅顶入络于脑；⑥复出项部；⑦（天柱）分开下行：一支沿肩胛内侧；⑧夹脊旁；⑨进入脊旁筋肉；⑩络于肾；⑪属于膀胱。

腰部的支脉：⑫向下通过臀部；⑬进入腘窝中。

后项的支脉：⑭通过肩胛骨内缘直下；⑮经过髋关节部（会环跳穴）；⑯沿着大腿后外侧下行；⑰与腰部下行的支脉会合于腘窝中（委中）；⑱向

下通过腓肠肌；⑲出于外踝之后；⑳沿着第五跖骨粗隆；㉑至小趾外侧端，下接足少阴肾经。（图3-53）。

起于目内眦，上额，交巅。其支者，从巅至耳上角。其直者，从巅入络脑，还出别下项，循肩膊内，挟脊抵腰中，入循膂，络肾，属膀胱。其支者，从腰中，下挟脊，贯臀，入腘中。其支者，从膊内左右别下贯胛，夹脊内，过髀枢，循髀外后廉下合腘中，以下贯踹内，出外踝之后，循京骨至小趾外侧。（《灵枢·经脉》）

【联系脏器】属膀胱，络肾，与脑、眼、鼻有联系。

【主治概要】本经腧穴主要治疗头面五官病、神志病、经脉循行部位的项、背、腰、下肢后面的病证，例如：头痛、项强、目眩、鼻塞、腰背痛、癫狂、痫证等。背俞穴主治相关的脏腑、组织器官的病证。

图3-53 足太阳膀胱经循行示意图

【本经腧穴】本经1名2穴，左右各67个穴位。首穴睛明，末穴至阴。

（一）睛明

【定位】正坐位。在面部，目内眦内上方，眶内侧壁凹陷中（图3-54）。

【主治】①目赤肿痛，迎风流泪，目眩，近视，夜盲，色盲；②急性腰扭伤，坐骨神经痛。

【刺灸法】嘱患者闭目，医者押手拇指向外轻推眼球并固定，刺手缓慢进针，紧靠眶缘直刺 0.5~1.0 寸。不捻转，不提插。出针后按压针孔片刻；禁灸。

【附注】

（1）配伍应用：本穴为治疗各种目疾的常用穴。配合谷、四白，治目生翳膜；配少泽、太阳、合谷，治翼状胬肉；配肝俞、肾俞、风池、太阳、太冲、合谷，治视神经萎缩、视网膜出血、青光眼。

图 3-54　足太阳膀胱经
面部穴位示意图

（2）据报道：针刺睛明穴为主治疗呃逆效果较好。

（二）攒竹

【定位】正坐位。在面部，眉头凹陷中，额切迹处（图 3-54）。

【主治】①前额头痛，眉棱骨痛；②目视不明，目赤肿痛，流泪，眼睑瞤动，口眼㖞斜，眼睑下垂；③呃逆。

【刺灸法】平刺 0.5~0.8 寸；禁灸。

【附注】

（1）配伍应用：本穴为治疗眉棱骨疼痛的常用穴。配丝竹空、鱼腰、阳白，治眉棱骨痛；用攒竹透鱼腰、头维，治前额痛。

（2）据报道：攒竹穴治疗顽固性呃逆、闪挫性胁背痛效果较好。

（三）眉冲

【定位】正坐位。在头部，攒竹穴直上入发际 0.5 寸（图 3-54）。

【主治】①头痛，眩晕，鼻塞，鼻衄，目视不明；②癫痫。

【刺灸法】平刺 0.3~0.5 寸；禁灸。

（四）曲差

【定位】正坐位。在头部，前发际正中直上 0.5 寸，旁开 1.5 寸，当神庭穴与头维穴连线的内 1/3 与外 2/3 连接点取之（图 3-54）。

【主治】头痛，目视不明，鼻塞，鼻衄。

【刺灸法】平刺 0.5~0.8 寸；可灸。

【附注】配百会、印堂、太阳、合谷，治头痛、头晕；配风池、合谷，治鼻塞。

图 3-55　足太阳膀胱经
头顶部穴位示意图

（五）五处

【定位】正坐位。在头部，前发际正中直上 1 寸，距头部正中线 1.5 寸（图 3-55）。

【主治】①头痛，目眩；②癫痫。

【刺灸法】平刺 0.5~0.8 寸；可灸。

【附注】配伍应用：配百会、上星、风池、合谷、后溪，治头痛；配心俞、巨阙、合谷、太冲，治癫痫。

（六）承光

【定位】正坐位。在头部，前发际正中直上 2.5 寸，距头部正中线 1.5 寸（图 3-55）。

【主治】①头痛，目眩；②鼻塞热病。

【刺灸法】平刺 0.3~0.5 寸；可灸。

（七）通天

【定位】正坐位。在头部，前发际正中直上 4 寸，距头部正中线 1.5 寸（图 3-55）。

【主治】①头痛，头晕；②鼻塞，鼻衄，鼻渊。

【刺灸法】平刺0.3~0.5寸；可灸。

【附注】配伍应用：配百会、风池、太阳、合谷，治头痛；配上星、印堂、合谷，治鼻渊。

（八）络却

【定位】正坐位。在头部，前发际正中直上5.5寸，距头部正中线1.5寸（图3-55）。

【主治】①头晕，目视不明，耳鸣；②癫狂。

【刺灸法】平刺0.3~0.5寸；可灸。

图3-56　足太阳膀胱经
头后部穴位示意图

【附注】配伍应用：配百会、风池、耳门、听宫、听会、后溪、肾俞，治头晕耳鸣；配听会、身柱，治狂走瘛疭、恍惚不乐。

（九）玉枕

【定位】正坐位。在后头部，后发际正中直上2.5寸，旁开1.3寸，平枕外隆凸上缘凹陷中（图3-56）。

【主治】①头痛，项痛；②鼻塞，目痛。

【刺灸法】平刺0.3~0.5寸；可灸。

【附注】配伍应用：配风池、百会、合谷，治头痛；配完骨，治项痛。

（十）天柱

【定位】正坐位。在颈后区，横平第2颈椎棘突上际，斜方肌外缘之凹陷中。（图3-56）。

【主治】①头痛，项强，肩背痛；②热病；③鼻塞；④癫狂病。

【刺灸法】直刺0.5~0.8寸，不可向内上方深刺，以防伤及延髓；可灸。

【附注】配伍应用：本穴常用于治疗后头、项背、腰部疼痛等病症，加头部按摩治疗眩晕效果满意。配风池、百会、太阳、颈夹脊、列缺，治头痛、颈项强痛；配后溪、绝骨，治落枕。

（十一）　大杼　八会穴之骨会

【定位】俯卧位。在脊柱区，第1胸椎棘突下，后正中线旁开1.5寸（图3-57）。

图 3-57　足太阳膀胱经背部穴位示意图

【主治】①项强，肩背痛；②咳嗽；③发热。

【刺灸法】斜刺0.5~0.8寸，本经背部诸穴不宜深刺，以免伤及重要脏器；可灸。

【附注】配伍应用：配风池、风门、肺俞，治感冒；配膻中、中府、丰隆，治咳嗽、哮喘；配肩中俞、肩外俞，治肩背痛。

（十二）风门

【定位】俯卧位。在脊柱区，第2胸椎棘突下，后正中线旁开1.5寸（图3-57）。

【主治】①伤风，咳嗽，发热，鼻塞流涕；②头痛，项强；③胸背痛。

【刺灸法】斜刺0.5~0.8寸；可灸。

【附注】配伍应用：配肩井、风池、天柱，治项强；配期门、日月，治胸痛彻背；配大椎、肺俞、中府、外关，治发热、咳嗽、胸痛；配曲池、列缺、血海，治荨麻疹；化脓灸风门穴防治感冒。

（十三）肺俞　背俞穴

【定位】俯卧位。在脊柱区，第3胸椎棘突下，后正中线旁开1.5寸（图3-57）。

【主治】①咳嗽，气喘，吐血；②骨蒸潮热，盗汗；③胸满，背痛。

【刺灸法】斜刺0.5~0.8寸；可灸。

【附注】配伍应用：本穴为治疗肺疾的常用穴，如支气管哮喘、肺结核等病。配风门、天突、丰隆，治疗咳嗽；配大椎（灸）、膏肓（灸），治肺结核及慢性支气管炎；配风门、曲池、血海、膈俞，治瘾疹。

（十四）厥阴俞　背俞穴

【定位】俯卧位。在脊柱区，第4胸椎棘突下，旁开1.5寸（图3-57）。

【主治】①咳嗽；②心痛，胸闷；③呕吐。

【刺灸法】斜刺0.5~0.8寸；可灸。

【附注】配伍应用：配少府、通里，治心动过速；配心俞、内关，治冠心病、心绞痛。

（十五）心俞　背俞穴

【定位】俯卧位。在脊柱区，第 5 胸椎棘突下，旁开 1.5 寸（图 3-57）。

【主治】①心烦，心痛，惊悸，咳嗽，吐血；②失眠，健忘，癫痫；③盗汗，梦遗。

【刺灸法】斜刺 0.5~0.8 寸；可灸。

【附注】配伍应用：本穴为治疗心神疾患的常用穴。配巨阙、神门、内关，治心悸怔忡；配胃俞、中脘、神门、丰隆，治不寐；配巨阙、神门、百会、大陵、合谷，治癫痫；配肾俞、风池、百会、足三里、三阴交，治神经衰弱。

（十六）督俞

【定位】俯卧位。在脊柱区，第 6 胸椎棘突下，旁开 1.5 寸（图 3-57）。

【主治】①心痛，胸闷；②腹胀痛，呃逆；③寒热，气喘。

【刺灸法】斜刺 0.5~0.8 寸；可灸。

（十七）膈俞　八会穴之血会

【定位】俯卧位。在脊柱区，第 7 胸椎棘突下，旁开 1.5 寸（图 3-57）。

【主治】①胃脘痛，呕吐，呃逆，饮食不下；②气喘，咳嗽，吐血；③潮热，盗汗。

【刺灸法】斜刺 0.5~0.8 寸；可灸。

【附注】配伍应用：配大椎、脾俞、郄门、血海、足三里，治贫血、紫斑；配巨阙、内关、胃俞、足三里，治噎膈。

（十八）肝俞　背俞穴

【定位】俯卧位。在脊柱区，第 9 胸椎棘突下，旁开 1.5 寸（图 3-57）。

【主治】①黄疸，胁痛；②目赤，目眩，目视不明，夜盲；③吐血，鼻衄；④癫狂痫；⑤背痛。

【刺灸法】斜刺0.5~0.8寸；可灸。

【附注】配伍应用：本穴常用于肝胆疾患，如胆囊炎、黄疸等的治疗。配胆俞、风池、睛明、合谷、足三里，治夜盲；配肾俞、风池、角孙、太阳、攒竹、合谷，治视神经萎缩、视网膜出血；配章门、气海、行间，治气郁胁痛；配胆俞、腕骨、阳陵泉、足临泣、行间，治胆石症。

（十九）胆俞 背俞穴

【定位】俯卧位。在脊柱区，第10胸椎棘突下，旁开1.5寸（图3-57）。

【主治】①黄疸，口苦，胸胁痛；②肺痨，潮热。

【刺灸法】斜刺0.5~0.8寸；可灸。

【附注】配伍应用：配期门、章门，治胁痛、胸满；配阳陵泉、太冲，治胆道疾病；配阳陵泉、阴陵泉、至阳、腕骨，治黄疸。

（二十）脾俞 背俞穴

【定位】俯卧位。在脊柱区，第11胸椎棘突下，旁开1.5寸（图3-57）。

【主治】①胃痛，腹痛，腹胀，呕吐，泄泻，痢疾，便血；②黄疸，水肿。

【刺灸法】斜刺0.5~0.8寸；可灸。

【附注】配伍应用：本穴为治疗脾胃疾患的常用穴。配胃俞、中脘、内关、足三里，治反胃；配胃俞、中脘、足三里、公孙，治呃逆；配膈俞、肾俞、足三里、三阴交，治糖尿病；配胃俞、中脘、内关、公孙，治腹胀、腹痛、痢疾、胃及十二指肠溃疡。

（二十一）胃俞　背俞穴

【定位】俯卧位。在脊柱区，第12胸椎棘突下，旁开1.5寸（图3-57）。

【主治】①胃脘痛，呕吐，腹胀，肠鸣，完谷不化；②胸胁痛。

【刺灸法】斜刺0.5~0.8寸；可灸。

【附注】配伍应用：本穴为治疗脾胃疾患的要穴。配脾俞、中脘、梁丘，治胃脘痛；配脾俞、大肠俞，治疗肠鸣腹泻；配四缝、中脘、足三里，治疗小儿疳积。

（二十二）三焦俞　背俞穴

【定位】俯卧位。在脊柱区，第1腰椎棘突下，旁开1.5寸（图3-57）。

【主治】①肠鸣，腹胀，呕吐，泄泻，痢疾；②小便不利，水肿；③腰背强痛。

【刺灸法】直刺0.5~1.0寸；可灸。

【附注】配伍应用：配肾俞、气海俞、关元，治尿崩；配大肠俞、水分、气海、足三里、阴陵泉，治肾炎。

（二十三）肾俞　背俞穴

【定位】俯卧位。在脊柱区，第2腰椎棘突下，旁开1.5寸（图3-57）。

【主治】①遗尿，水肿，小便不利；②月经不调，白带，遗精，阳痿，早泄，不孕，不育；③头晕，耳鸣，耳聋；④腰痛。

【刺灸法】直刺0.5~1.0寸；可灸。

【附注】配伍应用：本穴为治疗肾气不足引起的各种疾病的主穴之一。配气海、肾俞、次髎，治阳痿；配大赫、三阴交、关元、气海，治滑精；配膀胱俞、中极、三阴交、百会，治遗尿；配气海、关元、膏肓，治虚喘；配大肠俞、委中，治腰痛。

（二十四）气海俞

【定位】俯卧位。在脊柱区，第3腰椎棘突下，旁开1.5寸（图3-57）。

【主治】①肠鸣腹胀，痔疾；②痛经；③腰痛。

【刺灸法】直刺0.5~1.0寸；可灸。

（二十五）大肠俞　背俞穴

【定位】俯卧位。第4腰椎棘突下，旁开1.5寸（图3-57）。

【主治】①腹胀，肠鸣，泄泻，便秘；②腰痛。

【刺灸法】直刺0.5~1.0寸；可灸。

【附注】

（1）配伍应用：本穴为治疗大肠腑病的主穴之一。配肾俞，治完谷不化；配百会、长强、归来，治脱肛；配天枢、足三里，治小儿急性肠炎；配天枢、支沟、上巨虚，治便秘；配肾俞、环跳、风市、委中，治坐骨神经痛。

（2）据报道：可以治疗股神经痛。

（二十六）关元俞

【定位】俯卧位。在脊柱区，第5腰椎棘突下，旁开1.5寸（图3-57）。

【主治】①腹胀，泄泻；②小便频数或不利，遗尿；③腰痛。

【刺灸法】直刺0.8~1.2寸；可灸。

【附注】配伍应用：配肾俞、委中，治腰痛；配脾俞、肾俞，治慢性肠炎；配肾俞、关元、中极、三阴交，治慢性盆腔炎。

（二十七）小肠俞　背俞穴

【定位】俯卧位。在骶区，横平第1骶后孔，骶正中嵴旁1.5寸（图3-57）

【主治】①腹痛，痔疾；②泄泻，痢疾；③遗尿，血尿；④遗精，疝气，白带；⑤腰骶痛。

【刺灸法】直刺或斜刺0.8~1.2寸；可灸。

【附注】配伍应用：配肾俞、关元、中极、三阴交治尿潴留、遗尿、盆腔炎。

（二十八）膀胱俞　背俞穴

【定位】俯卧位。在骶区，横平第2骶后孔，骶正中嵴旁1.5寸（图3-57）。

【主治】①小便不利，遗尿；②泄泻，便秘；③腰脊强痛。

【刺灸法】直刺0.8~1.2寸；可灸。

【附注】配伍应用：本穴为治疗小便不利的主穴之一。配肾俞、关元、中极、三阴交，治尿频、尿闭、遗精、阳痿、痛经、尿路感染；配肾俞、大肠俞、环跳、风市、委中、足三里，治腰痛、下肢痿痹。

（二十九）中膂俞

【定位】俯卧位。在骶区，横平第3骶后孔，低正中嵴旁1.5寸（图3-57）。

【主治】①泄泻；②疝气；③腰脊强痛。

【刺灸法】直刺1~1.5寸；可灸。

【附注】配伍应用：配肾俞、上髎、环跳、委中，治坐骨神经痛。

（三十）白环俞

【定位】俯卧位。在骶区，横平第4骶后孔，骶正中嵴旁1.5寸（图3-57）。

【主治】①遗尿；②疝气，遗精，月经不调，白带；③腰骶疼痛。

【刺灸法】直刺 1~1.5 寸；可灸。

【附注】配伍应用：配长强、承山，治脱肛、痔疮；配承扶、大肠俞，治二便不利；配肾俞、关元、中极、三阴交，治遗精、崩漏、带下。

（三十一）上髎

【定位】俯卧位。在骶区，正对第 1 骶后孔（图 3-57）。

【主治】①二便不利；②月经不调，带下，阴挺，遗精，阳痿；③腰骶痛。

【刺灸法】直刺 1~1.5 寸；可灸。

【附注】配伍应用：配肾俞、关元、中极、三阴交，治痛经、月经不调、遗精、阳痿。

（三十二）次髎

【定位】俯卧位。在骶区，正对第 2 骶后孔（图 3-57）。

【主治】①小便不利；②月经不调，痛经，带下，遗精，疝气；③腰骶痛，下肢痿痹。

【刺灸法】直刺 1~1.5 寸；可灸。

【附注】配伍应用：本穴主治男女生殖病变、小便不利及腰腿痛。配中封、中极、大赫、血海、三阴交，治阴道炎；配膀胱俞、中极，治尿潴留、尿失禁；配长强、会阳、承山、二白，治痔疮。

（三十三）中髎

【定位】俯卧位。在骶区，正对第 3 骶后孔（图 3-57）。

【主治】①便秘，泄泻；②小便不利；③月经不调，带下；④腰骶痛。

【刺灸法】直刺 1~1.5 寸；可灸。

【附注】配伍应用：配肾俞、膀胱俞、关元、中极、三阴交，治月经不调、带下。

（三十四）下髎

【定位】俯卧位。在骶区，正对第 4 骶后孔（图 3-57）。

【主治】①腹痛，便秘；②小便不利；③带下；④腰骶痛。

【刺灸法】直刺 1~1.5 寸；可灸。

【附注】配伍应用：配肾俞、膀胱俞、关元、中极、三阴交，治痛经、白带过多、盆腔炎。

（三十五）会阳

【定位】俯卧位。在骶区，尾骨端旁开 0.5 寸（图 3-57）。

【主治】①泄泻，便血，痔疾；②阳痿，带下。

【刺灸法】直刺 1~1.5 寸；可灸。

图 3-58　足太阳膀胱经股胫部穴位示意图

（三十六）承扶

【定位】俯卧位。在股后区，臀下横纹的中点（图 3-58）。

【主治】①腰、骶、臀、股部疼痛；②痔疾。

【刺灸法】直刺 1~2 寸；可灸。

【附注】配伍应用：配肾俞、关元俞、风市、委中、承山，治下肢痿痹。

（三十七）殷门

【定位】俯卧位。大腿后面。承扶穴与委中穴的连线上，承扶穴下 6 寸（图 3-58）。

【主治】腰腿痛，下肢痿痹。

【刺灸法】直刺 1~2 寸；可灸。

【附注】配伍应用：配肾俞、委阳，治下肢痿痹。

（三十八）浮郄

【定位】俯卧位。在腘横纹外侧端，委阳穴上 1 寸，在股二头肌腱内侧（图 3-58）。

【主治】①便秘；②股腘部疼痛、麻木。

【刺灸法】直刺 1~1.5 寸；可灸。

（三十九）委阳　三焦下合穴。

【定位】俯卧位。腘横纹外端，股二头肌腱内缘（图 3-58）。

【主治】①腹满；②小便不利；③腰脊强痛，下肢挛痛。

【刺灸法】直刺 1~1.5 寸；可灸。

【附注】配伍应用：配委中、肾俞、环跳，治腰背疼痛、下肢麻木不仁。

（四十）委中　合穴、膀胱下合穴

【定位】俯卧位。在膝后区，腘横纹中点（图 3-58）。

【主治】①腰痛，下肢痿痹；②小便不利，遗尿；③腹痛，吐泻；④丹毒；⑤中风半身不遂。

【刺灸法】直刺 1~1.5 寸，或用三棱针点刺腘静脉出血；可灸。

【附注】配伍应用：本穴是治疗腰背及下肢疼痛、半身不遂的常用穴，配后溪、水沟，治急性腰扭伤；配肾俞、关元俞、环跳、足三里、三阴交，治下肢痿痹；配尺泽点刺治疗急性吐泻；配十宣、人中，治中暑。

（四十一）附分

【定位】俯卧位。在背部，第2胸椎棘突下，旁开3寸（图3-57）。

【主治】颈项强痛，肩背拘急，肘臂麻木。

【刺灸法】斜刺0.5~0.8寸；可灸。

【附注】配伍应用：配大椎、肩井、肩中俞、天宗，治肩背拘急疼痛。

（四十二）魄户

【定位】俯卧位。在背部，第3胸椎棘突下，旁开3寸（图3-57）。

【主治】①咳嗽，气喘，肺痨；②项强，肩背痛。

【刺灸法】斜刺0.5~0.8寸；可灸。

【附注】配伍应用：配肺俞、中府、膻中、尺泽，治咳嗽、哮喘。

（四十三）膏肓

【定位】俯卧位。在背部，第4胸椎棘突下，旁开3寸（图3-57）。

【主治】①咳嗽，气喘，吐血，盗汗，肺痨；②肩胛痛；③遗精；④健忘；⑤完谷不化。

【刺灸法】斜刺0.5~0.8寸；可灸。

【附注】配伍应用：本穴是治疗虚损证的常用穴，如肺结核、久嗽久喘等。配肺俞、定喘、膻中、足三里，治哮喘；灸膏肓，配大椎、复溜，治自汗；配肾俞、中府、肺俞、膻中、足三里，治肺结核；配肾俞、中极、三阴交，治滑精。

（四十四）　神堂

【定位】俯卧位。在背部，第 5 胸椎棘突下，旁开 3 寸（图 3-57）。

【主治】①咳嗽，气喘，胸闷；②脊背强痛。

【刺灸法】斜刺 0.5~0.8 寸；可灸。

【附注】配伍应用：配心俞、内关治冠心病。

（四十五）　谚语

【定位】俯卧位。在背部，第 6 胸椎棘突下，旁开 3 寸（图 3-57）。

【主治】①咳嗽，气喘；②疟疾，热病；③肩背痛。

【刺灸法】斜刺 0.5~0.8 寸；可灸。

（四十六）　膈关

【定位】俯卧位。在背部，第 7 胸椎棘突下，旁开 3 寸（图 3-57）。

【主治】①胸闷；②嗳气，呕吐；③脊背强痛。

【刺灸法】斜刺 0.5~0.8 寸；可灸。

【附注】配伍应用：配大椎、肩髎、天宗，治肩背痛、脊强。

（四十七）　魂门

【定位】俯卧位。在背部，第 9 胸椎棘突下，旁开 3 寸（图 3-57）。

【主治】①胸胁痛；②呕吐，泄泻；③背痛。

【刺灸法】斜刺 0.5~0.8 寸；可灸。

（四十八）　阳纲

【定位】俯卧位。在背部，第 10 胸椎棘突下，旁开 3 寸（图 3-57）。

【主治】①肠鸣，腹痛，泄泻，黄疸；②消渴。

【刺灸法】斜刺0.5~0.8寸；可灸。

【附注】配伍应用：配大椎、至阳、肝俞、脾俞、足三里、三阴交，治黄疸。

（四十九）意舍

【定位】俯卧位，在背部，第11胸椎棘突下，旁开3寸（图3-57）。

【主治】腹胀，肠鸣，呕吐，泄泻。

【刺灸法】斜刺0.5~0.8寸；可灸。

【附注】配伍应用：配脾俞、肺俞、肾俞、足三里、太溪，治消渴症。

（五十）胃仓

【定位】俯卧位，在背部，第12胸椎棘突下，旁开3寸（图3-57）。

【主治】①胃脘痛，腹胀，小儿食积；②水肿；③背脊痛。

【刺灸法】斜刺0.5~0.8寸；可灸。

【附注】配伍应用：配意舍、膈关，治饮食不下；配脾俞、胃俞、内关、足三里、三阴交，治腹胀、腹痛。

（五十一）肓门

【定位】仰卧位，在腰部，第1腰椎棘突下，旁开3寸（图3-57）。

【主治】①腹痛，便秘，痞块；②乳疾。

【刺灸法】斜刺0.5~0.8寸；可灸。

（五十二）志室

【定位】俯卧位，在腰部，第2腰椎棘突下，旁开3寸（图3-57）。

【主治】①小便不利，水肿；②遗精，阳痿，阴痛；③腰脊强痛。

【刺灸法】斜刺0.5-0.8寸；可灸。

【附注】配伍应用：配肾俞、三阴交，治肾绞痛；配肾俞、关元、三阴交，治阳痿、遗精。

（五十三）胞肓

【定位】俯卧位，在臀部，横平第 2 骶后孔，骶正中嵴旁 3 寸（图 3-57）。

【主治】①肠鸣，腹胀，便秘；②癃闭；③腰脊强痛。

【刺灸法】直刺 1~1.5 寸；可灸。

（五十四）秩边

【定位】俯卧位。在臀部，横平第 4 骶后孔，骶正中嵴旁 3 寸（图 3-57）。

【主治】①小便不利；②阴痛；③便秘，痔疾；④腰骶痛，下肢痿痹。

【刺灸法】直刺 1.5~2 寸；可灸。

【附注】配伍应用：本穴是治疗腰腿疾患及前列腺炎的常用穴。配殷门、阳陵泉，治腰腿痛。

（五十五）合阳

【定位】俯卧位。在小腿后面，当委中与承山连线上，委中穴直下 2 寸（图 3-59）。

【主治】①腰脊强痛，下肢痿痹；②疝气，崩漏。

【刺灸法】直刺 1~2 寸；可灸。

（五十六）承筋

【定位】俯卧位。在小腿后面，当委中与承山连线上，腓肠肌肌腹中央，委中穴直下 5 寸（图 3-59）。

【主治】①腰腿拘急疼痛；②痔疾。

【刺灸法】直刺 1~1.5 寸；可灸。

【附注】配伍应用：配承山、委中、阳谷，治痔疮；配大肠俞、支沟、足三里、三阴交，治便秘。

(五十七) 承山

【定位】俯卧位。在小腿后面正中，委中与昆仑之间，当伸直小腿或足跟上提时腓肠肌肌腹下出现尖角凹陷处 (图 3-59)。

【主治】①痔疾，便秘；②腰腿拘急、疼痛；③疝气。

【刺灸法】直刺 1~2 寸，不宜强刺激，以免引起腓肠肌痉挛；可灸。

【附注】配伍应用：本穴常与二白穴相配治疗痔疾。配长强、二白，治痔疮；配复溜、太冲、太白，治便血；配昆仑、阳陵泉，治腓肠肌痉挛。

图 3-59　足太阳膀胱经小腿后部穴位示意图

(五十八) 飞扬　络穴

【定位】俯卧位，在小腿后面，外踝后，昆仑穴直上 7 寸，承山穴外下方 1 寸处 (图 3-59)。

【主治】①头痛，目眩，衄血；②腰腿疼痛；③痔疾。

【刺灸法】直刺 1~1.5 寸；可灸。

【附注】配伍应用：配肾俞、关元、环跳、足三里、三阴交，治膝腿痛；配中极、膀胱俞、阴陵泉，治膀胱炎。

（五十九）跗阳 阳跷脉郄穴。

【定位】俯卧位，在小腿后面，外踝后，昆仑穴直上3寸（图3-59）。

【主治】①头痛；②腰骶疼痛，下肢痿痹，外踝肿痛。

【刺灸法】直刺0.8~1.2寸；可灸。

【附注】配伍应用：配环跳、腰俞、风市、委中、足三里，治腰腿痛。

（六十）昆仑 经穴

【定位】正坐位。在踝区，外踝尖与跟腱之间凹陷中（图3-60）。

【主治】①头痛，项强，目眩，鼻衄；②腰骶疼痛，脚跟肿痛；③小儿惊风，癫痫；④难产。

【刺灸法】直刺0.5~0.8寸。《针灸大成》："妊妇刺之落胎"。可灸。

图3-60 足太阳膀胱经足部穴位示意图

【附注】

（1）配伍应用：本穴是治疗头项疾患的常用穴。配百会、风池、合谷、后溪、申脉，治头痛；配肾俞、腰俞、风池、合谷、环跳、风市，治腰背及腿痛；配太冲、太溪，治足跟痛。

（2）据报道：单用昆仑穴治疗坐骨神经痛效果满意。

（六十一）仆参

【定位】正坐位。在足外侧部，外踝后下方，昆仑穴直下，跟骨外侧，赤白肉际处（图3-60）。

【主治】①下肢痿痹，足跟痛；②癫痫。

【刺灸法】直刺0.3~0.5寸；可灸。

【附注】配伍应用：配承山、太溪、昆仑、阿是穴，治足跟痛。

（六十二）申脉　八脉交会穴之一——通阳跷脉

【定位】正坐位。在足外侧部，外踝直下方凹陷中（图3-60）。

【主治】①头痛，眩晕，目赤痛；②癫狂痫，失眠；③项强，腰腿酸痛，足内翻。

【刺灸法】直刺0.3~0.5寸；可灸。

【附注】配伍应用：配百会、风池、心俞、后溪，治癫痫；配金门，治头痛；配翳风、安眠、太冲，治内耳性眩晕。

（六十三）金门　部穴

【定位】正坐位。在足外侧部，当外踝前缘直下，骰骨下缘处（图3-60）。

【主治】①头痛；②小儿惊风，癫痫；③腰痛，下肢痿痹，外踝痛。

【刺灸法】直刺0.3~0.5寸；可灸。

（六十四）京骨　原穴

【定位】正坐位。在足外侧部，第5跖骨粗隆下，赤白肉际处（图3-60）。

【主治】①头痛，目翳；②癫痫；③项强，腰痛。

【刺灸法】直刺0.3~0.5寸；可灸。

（六十五）束骨　输穴

【定位】正坐位。在足外侧部，第5跖趾关节的后方，赤白肉际处（图3-60）。

【主治】①头痛，目翳；②癫痫；③项强，腰腿痛。

【刺灸法】直刺0.3~0.5寸；可灸。

【附注】配伍应用：配飞扬、承筋，治腰痛。

（六十六）足通谷　荥穴

【定位】正坐位。在足外侧部，第5跖趾关节前方，赤白肉际处（图3-60）。

【主治】①头痛，目眩，鼻衄；②项强；③癫狂。

【刺灸法】直刺0.2~0.3寸；可灸。

（六十七）至阴　井穴

【定位】正坐位。足小趾末节外侧，趾甲角旁约0.1寸（图3-60）。

【主治】①头痛，目痛，鼻塞，鼻衄；②胎位不正，胞衣不下，难产。

【刺灸法】浅刺0.1寸；可灸。

【附注】本穴是治疗胎位不正的主穴。

三、足少阳胆经

【经脉循行】①起于目外眦；②向上到额角；③下行至耳后；④沿着颈部行于手少阳经的前面，到肩上交出手少阳经的后面；⑤向下进入锁骨上窝。

耳部支脉：⑥从耳后进入耳中；⑦出走耳前；⑧到目外眦后方。

外眦部的支脉：⑨从目外眦处分出；⑩下走大迎；⑪合于手少阳经到达目眶下；⑫下行经过颊车穴；⑬由颈部向下会合前脉于锁骨上窝部；⑭进入胸中，通过横膈；⑮联络肝脏；⑯属于胆腑；⑰沿着胁肋内；⑱出于少腹两侧腹股沟动脉部；⑲经过外阴毛际处；⑳横行入关节部。

缺盆部直行支脉：㉑从锁骨上窝下行；㉒到达腋下；㉓沿着胸胁；㉔经过季胁；㉕向下会合前脉于髋关节部；㉖沿着大腿的外侧；㉗出于膝外侧；㉘经腓骨前面；㉙直下到达腓骨下段；㉚经外踝的前面，沿足背；㉛进入足第 4 趾外侧端。

足背部支脉：㉜从足背分出，沿着第 1、2 跖骨之间，出于大趾端，回绕到趾甲后的毫毛部，接足厥阴肝经（图 3-61）。

起于目锐眦，上抵头角，下耳后，循颈，行手少阳之前，至肩上，却交出手少阳之后，入缺盆。其支者，从耳后入耳中，出走耳前，至目锐眦后。其支者，别锐眦，下大迎，合于手少阳，抵于䪼，下加颊车，下颈，合缺盆，以下胸中，贯膈，络肝，属胆，循胁里，出气街，绕毛际，横入髀厌中。其直者，从缺盆下腋，循胸，过季胁，下合髀厌中，以下循髀阳，出膝外廉，下外辅骨之前，直下抵绝骨之端，下出外踝之前，循足跗上，入小趾次趾之间。其支者，别跗上，入大趾之间，循大趾歧骨内，出其端，还贯爪甲，出三毛。（《灵枢·经脉》）

图 3-61　足少阳胆经循行示意图

【联系脏器】属胆，络肝，与眼、耳、胁肋有联系。

【主治概要】本经腧穴主要治疗头侧部、眼、耳、咽喉病证、肝胆胁肋病、热病、神志病以及经脉循行部位其他病证。例如：头痛、耳鸣、耳聋、胁肋痛、黄疸、疟疾等。

【本经腧穴】本经 1 名 2 穴，左右各 44 个穴位。首穴瞳子髎，末穴足窍阴。

（一）瞳子髎

图 3-62　足少阳胆经
面部穴位示意图

【定位】正坐位。在面部，目外眦外侧 0.5 寸凹陷中（图 3-62）。

【主治】①头痛；②目赤肿痛，迎风流泪，怕光羞明，远视不明，目翳，青盲。

【刺灸法】平刺 0.3~0.5 寸。

【附注】配伍应用：本穴为治疗偏头痛及目疾的局部常用穴。配睛明、养老、光明，治夜盲症；配风池、翳风、丝竹空、四白、地仓、颊车、下关、攒竹，治口眼㖞斜。

（二）听会

【定位】正坐位。在面部，耳屏间切迹与下颌骨髁突之间的凹陷中（图 3-62）。

【主治】①耳鸣，耳聋；②齿痛，口㖞；③下颌脱臼，面痛，头痛。

【刺灸法】张口直刺 0.5~1.0 寸；可灸。

【附注】配伍应用：本穴为治疗耳疾的局部常用穴。配听宫，翳风，治耳鸣、耳聋；配翳风、颊车、地仓、上关、下关，治口角㖞斜。

（三）上关　又名客主人

【定位】正坐位。在耳前，颧弓上缘中央凹陷中（图 3-62）。

【主治】①偏头痛；②耳鸣，耳聋；③口眼㖞斜，齿痛，口噤。

【刺灸法】直刺 0.5~1.0 寸；可灸。

【附注】配伍应用：配下关、颊车、合谷，治牙痛；配颊车、地仓、人中、丝竹空、合谷，治口眼㖞斜。

（四）颔厌

【定位】正坐位。在头部鬓发中，头维穴至曲鬓穴弧形连线的上 1/4 与下 3/4 交界处（图 3-63）。

【主治】①偏头痛；②目眩，耳鸣，齿痛；③癫痫。

图 3-63　足少阳胆经
头部穴位示意图

【刺灸法】平刺 0.5~0.8 寸；可灸。

【附注】配伍应用：配风池、外关、悬颅，治偏正头痛。

（五）悬颅

【定位】正坐位。在头部鬓发中，头维穴至曲鬓穴弧形线的中点（图 3-63）。

【主治】①偏头痛；②目赤肿痛；③齿痛。

【刺灸法】平刺 0.5~0.8 寸；可灸。

【附注】配伍应用：配头维、天冲、合谷，治偏头痛。

（六）悬厘

【定位】正坐位。在头部鬓发中，头维穴至曲鬓穴弧形连线的下1/4 与上 3/4 交界处（图 3-63）。

【主治】①偏头痛；②目赤肿痛；③耳鸣。

【刺灸法】平刺 0.5~0.8 寸；可灸。

【附注】配伍应用：配水沟、迎香、下关、合谷，治三叉神经痛。

（七）曲鬓

【定位】正坐位。在头部鬓发中，在耳前鬓角发际后缘的垂线与耳尖水平交点处（图3-63）。

【主治】①偏头痛，牙关紧闭，齿痛；②暴喑。

【刺灸法】平刺0.5~0.8寸；可灸。

（八）率谷

【定位】正坐位。在头部，耳尖直上入发际1.5寸（图3-64）。

【主治】①偏头痛，眩晕；②小儿惊风；③呕吐。

【刺灸法】平刺0.5~0.8寸；可灸。

【附注】配伍应用：配风池、曲鬓、太阳、合谷，治偏头痛。

图3-64　足少阳胆经
头侧部穴位示意图

（九）天冲

【定位】正坐位。在头部，耳根后缘直上入发际2寸，率谷后0.5寸（图3-64）。

【主治】①头痛，牙龈肿痛；②癫痫。

【刺灸法】平刺0.5~0.8寸；可灸。

（十）浮白

【定位】正坐位。在头部，当耳后乳突的后上方，天冲与完骨弧形连线的中1/3与上1/3交界处（图3-64）。

【主治】①头痛，耳鸣，耳聋，目痛；②瘿气。

【刺灸法】平刺0.5~0.8寸；可灸。

（十一）头窍阴

【定位】正坐位。在头部，当耳后乳突的后上方，天冲与完骨弧形连线的中 1/3 与下 1/3 交界处（图 3-64）。

【主治】①头痛，眩晕；②耳鸣，耳聋。

【刺灸法】平刺 0.5~0.8 寸；可灸。

【附注】配伍应用：配翳风、听宫、听会，治耳鸣、耳聋。

（十二）完骨

【定位】正坐位。在头部，乳突后下方凹陷中（图 3-64）。

【主治】①头痛，颈项强痛，颊肿，齿痛，口喎；②疟疾；③癫痫。

【刺灸法】斜刺 0.5~0.8 寸；可灸。

【附注】配伍应用：配天柱、后溪、绝骨，治颈项强痛。

（十三）本神

【定位】正坐位。在头部，神庭穴旁开 3 寸，

当神庭穴与头维穴连线的内 2/3 与外 1/3 连接点处（图 3-65）。

【主治】①头痛，目眩；②癫痫，小儿惊风；③胸胁痛，半身不遂。

图 3-65　足少阳胆经

头面部穴位示意图

【刺灸法】平刺 0.5~0.8 寸；可灸。

【附注】配伍应用：配百会、人中、十宣，治中风不省人事；配心俞、行间、大陵、合谷，治癫痫。

（十四）阳白

【定位】正坐位。在前额部，目正视，瞳孔直上，眉上 1 寸（图 3-65）。

【主治】①头痛；②目痛，目眩，视物模糊，眼睑瞤动。

【刺灸法】平刺 0.3~0.5 寸；可灸。

【附注】配伍应用：本穴为治疗眼睑下垂的局部常用穴，也用于偏正头痛的治疗。配印堂、合谷，治头痛、眉目间痛；配肝俞、肾俞、风池、太阳、睛明、攒竹，治目赤肿痛、夜盲、近视。

（十五）头临泣

【定位】正坐位。在头部，瞳孔直上入发际 0.5 寸，神庭与头维连线中点（图 3-65）。

【主治】①目眩，头痛；②目赤肿痛，流泪，鼻塞，鼻渊；③小儿惊风。

【刺灸法】平刺 0.3~0.5 寸；可灸。

【附注】配伍应用：配中渚，治目眩；配百会、人中、内关、十宣，治中风不省人事。

（十六）目窗

【定位】正坐位。在头部，当前发际上 1.5 寸，头正中线旁开 2.25 寸（图 3-66）。

【主治】①头痛；②目赤肿痛，青盲；③鼻塞；④面浮肿；⑤癫痫。

【刺灸法】平刺 0.3~0.5 寸；可灸。

（十七）正营

【定位】正坐位。在头部，当前发际上 2.5 寸，头正中线旁开 2.25 寸（图 3-66）。

【主治】①偏头痛；②目眩；③齿痛。

【刺灸法】平刺 0.5~0.8 寸；可灸。

（十八）承灵

【定位】正坐位。在头部，当前发际上 4 寸，头正中线旁开 2.25 寸（图 3-66）。

图 3-66　足少阳胆经
头顶部穴位示意图

【主治】①头痛，眩晕；②目痛；③鼻塞，鼽衄。

【刺灸法】平刺 0.3~0.5 寸；可灸。

（十九）脑空

【定位】正坐位。在头部，当枕外隆凸的上缘外侧，头正中线旁开 2.25 寸（图 3-67）。

【主治】①头痛；②目眩；③癫狂痫；④颈项强痛。

【刺灸法】平刺 0.3~0.5 寸；可灸。

【附注】配伍应用：配百会、合谷，治头痛。

图 3-67　足少阳胆经
头后部穴位示意图

（二十）风池

【定位】正坐位。在项部，当枕骨直下，与风府相平，胸锁乳突肌与斜方肌上端之间的凹陷中（图 3-67）。

【主治】①头痛；②目眩，目赤肿痛，鼻渊，鼻衄，耳鸣，口眼㖞斜，颈项强痛；③感冒，发热，疟疾；④中风，癫痫，热病，瘿气。

【刺灸法】针尖向鼻尖方向斜刺 0.8~1.2 寸，深部中间为延髓，必须严格掌握针刺的角度与深度；可灸。

【附注】配伍应用：本穴为治疗因风邪引起的头部诸疾的常用穴。如头痛、眩晕、中风舌强不语、目疾等。配肺俞、合谷、外关，治感冒；配肝俞、肾俞、行间、侠溪，治肝阳上亢型眩晕；配昆仑、后溪，治头后痛；配曲池、足三里、太冲，治高血压。

图 3-68　足少阳胆经
肩部穴位示意图

（二十一）　肩井

【定位】正坐位。在肩部，大椎穴与肩峰连线的中点上，前直乳中（图3-68）。

【主治】①头痛项强，肩背疼痛，上肢不遂；②难产，乳痈，乳汁不下；③瘰疬；④中风。

【刺灸法】直刺0.5~0.8寸，内为肺尖，不可深刺；孕妇禁针。可灸。

【附注】配伍应用：配扶突、大迎，治瘰疬；配中极、三阴交，治胎衣不下；配天宗、少泽，治乳腺炎。

图 3-69　足少阳胆经
胸部穴位示意图

（二十二）　渊腋

【定位】正坐位。在侧胸部，举臂，腋中线上，腋下3寸，第4肋间隙中（图3-69）。

【主治】①胸满，胁痛；②上肢痹痛，腋下肿。

【刺灸法】斜刺0.5~0.8寸。本经渊腋至京门诸穴，不可深刺，以免伤及内部重要脏器。可灸。

（二十三）辄筋

【定位】正坐位。在侧胸部，渊腋穴前 1 寸，平乳头，第 4 肋间隙（图 3-69）。

【主治】①胸满，胁痛，气喘；②呕吐，吞酸。

【刺灸法】斜刺 0.5~0.8 寸；可灸。

（二十四）日月　胆的募穴

【定位】正坐位，在上腹部，乳头直下第 7 肋间隙，前正中线旁开 4 寸（图 3-69）。

【主治】①呕吐，呃逆，吞酸；②黄疸，胁肋胀满疼痛。

【刺灸法】斜刺 0.5~0.8 寸；可灸。

【附注】配伍应用：配胆俞、外关、合谷、阳陵泉，治胁肋疼痛。

（二十五）京门　肾的募穴

【定位】正坐位。在侧腰部，章门后 1.8 寸，当第 12 肋游离端下方（图 3-69）。

【主治】①小便不利，水肿；②腰痛，胁痛；③腹胀，泄泻。

【刺灸法】直刺 0.5~1.0 寸；可灸。

【附注】配伍应用：配然谷、阴陵泉，治洞泄不化；配肾俞、膀胱俞、委中，治腰痛。

（二十六）带脉

【定位】正坐位。在侧腹部，第 11 肋骨游离端垂线与脐水平线的交点上

图 3-70　足少阳胆经

胸部穴位示意图

（图 3-70）。

【主治】①腹痛；②经闭，月经不调，带下，疝气；③腰胁痛。

【刺灸法】直刺 1~1.5 寸；可灸。

【附注】配伍应用：配肾俞、白环俞、关元、阴陵泉、三阴交，治月经不调、白带过多。

图 3-71　足少阳胆经
侧腹部穴位示意图

（二十七）五枢

【定位】仰卧位。在侧腹，髂前上棘之前 0.5 寸，约平脐下 3 寸处（图 3-71）。

【主治】①腹痛，便秘气，带下，阴挺，月经不调。

【刺灸法】直刺 1~1.5 寸；可灸。

【附注】配伍应用：配曲泉、太冲、关元，治睾丸炎。

（二十八）维道

【定位】仰卧位。在侧腹，髂前上棘的前下方，五枢前下 0.5 寸处（图 3-71）。

【主治】①腰臀疼痛，下腹痛；②带下，阴挺，月经不调，疝气。

【刺灸法】直刺或向前下方斜刺 1~1.5 寸；可灸。

【附注】配伍应用：配肾俞、关元、三阴交，治盆腔炎、附件炎。

（二十九）居髎

【定位】仰卧位。在髋部，髂前上棘与股骨大转子最凸点连线的中点（图 3-71）。

【主治】①腰痛，下肢痿痹，瘫痪；②疝气。

【刺灸法】直刺 1~1.5 寸；可灸。

【附注】配伍应用：配环跳、委中，治腿风湿痛；配肾俞、关元俞、风市、足三里、委中，治下肢瘫痪。

图 3-72　足少阳胆经
臀部穴位示意图

（三十）环跳

【定位】侧卧，伸下腿，上腿屈髋屈膝取穴。在臀区，股骨大转子最凸点与骶管裂孔连线的外 1/3 与内 2/3 交点处（图 3-72）。

【主治】①下肢痿痹，腰痛，半身不遂，膝踝肿痛；②风疹。

【刺灸法】直刺 2~3 寸；可灸。

【附注】配伍应用：本穴为治疗下肢不遂及疼痛（坐骨神经痛）的常用穴。

配阳陵泉、丘墟，治腿膝酸痛；配阳陵泉、足三里、解溪、昆仑，治中风半身不遂；配肾俞、大肠俞、足三里、风市，治下肢瘫痪。

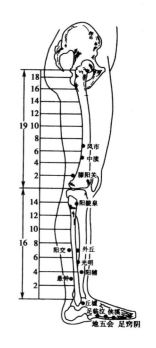

（三十一）风市

【定位】在股部，直立垂手，掌心贴于大腿时，中指尖所指凹陷中，髂胫束后缘（图 3-73）。

【主治】①下肢痿痹，麻木，中风半身不遂；②皮肤瘙痒；③脚气。

图 3-73　足少阳胆经
腿部外侧穴位示意图

【刺灸法】直刺 1~2 寸；可灸。

【附注】配伍应用：本穴为治疗风证的常用穴，如中风偏瘫、风邪引起的下肢痹痛及风疹等。配肾俞、关元俞、环跳、足三里、三阴交，治腰腿痛、中风下肢瘫痪、小儿麻痹后遗症。

（三十二）中渎

【定位】站立位。在大腿外侧，风市穴下 2 寸，或腘横纹上 5 寸，股外侧肌与股二头肌之间（图 3-73）。

【主治】下肢痿痹、麻木，半身不遂。

【刺灸法】直刺 1~2 寸；可灸。

【附注】配伍应用：配环跳、委中、足三里、三阴交，治瘫痪、下肢麻痹。

（三十三）膝阳关

【定位】仰卧位。在膝外侧。当股骨外上髁上方的凹陷中（图 3-73）。

【主治】膝腘肿痛挛急，小腿麻木。

【刺灸法】直刺 1~1.5 寸；可灸。

【附注】配伍应用：配梁丘、足三里、犊鼻、血海，治膝关节炎。

（三十四）阳陵泉　合穴、胆下合穴、八会穴

【定位】正坐位。在小腿外侧，腓骨小头前下方凹陷中（图 3-73）。

【主治】①胁痛，口苦，黄疸，呕吐；②下肢痿痹，半身不遂，膝肿痛，脚气；③小儿惊风，破伤风。

【刺灸法】直刺 1~1.5 寸；可灸。

【附注】配伍应用：本穴为治疗由肝胆气郁或肝胆湿热所致的胁肋疼痛、胆绞痛及黄疸的常用穴。配支沟、期门，治胁痛；配胆囊穴、内关、胸 8—9 夹脊穴，治胆囊炎；配肾俞、环跳、风市、委中、三阴交，治半身不遂、腰腿疼痛。

（三十五）阳交　阳维脉郄穴

【定位】正坐位。在小腿外侧，外踝尖上 7 寸，腓骨后缘（图 3-73）。

【主治】①胸胁胀满；②下肢痿痹；③癫狂。

【刺灸法】直刺 1~1.5 寸；可灸。

【附注】配伍应用：配足三里、阴陵泉、三阴交、血海、梁丘，治膝肿痛、小腿寒痛。

（三十六）外丘　郄穴

【定位】正坐位。在小腿外侧，外踝尖上 7 寸，腓骨前缘，平阳交（图 3-73）。

【主治】①胸胁胀满；②下肢痿痹；③癫狂。

【刺灸法】直刺 1~1.5 寸；可灸。

【附注】配伍应用：配膈俞、肝俞、三阳络、阳陵泉，治胸胁胀满。

（三十七）光明　络穴

【定位】正坐位。在小腿外侧，外踝尖上 5 寸，腓骨前缘（图 3-73）。

【主治】①目痛，夜盲，近视；②下肢痿痹；③乳房胀痛。

【刺灸法】直刺 1~1.5 寸；可灸。

【附注】

（1）配伍应用：本穴为治疗各种目疾的常用穴。配地五会，治眼痒、眼痛；配肝俞、风池、角孙、攒竹、丝竹空、睛明、太冲，治早期白内障。

（2）据报道：针刺光明、足临泣穴可回乳。

（三十八）阳辅　经穴

【定位】正坐位。在小腿外侧，外踝尖上 4 寸，腓骨前缘稍前方（图

3-73）。

【主治】①偏头痛，目外眦痛；②瘰疬；③脚气，腋下肿痛，胸胁胀痛，下肢痿痹。

【刺灸法】直刺1~1.5寸；可灸。

【附注】配伍应用：配肝俞、膈俞、支沟、外关、足临泣，治胸胁痛；配绝骨、阳陵泉、风市，治脚气。

（三十九）悬钟　又名绝骨八会穴之髓会

【定位】正坐位。在小腿外侧，外踝尖上3寸，腓骨前缘（图3-73）。

【主治】①咽喉肿痛，项强，胸胁胀痛；②半身不遂，下肢痿痹，膝腿痛，脚气；③痔疾。

【刺灸法】直刺1~1.5寸；可灸。

【附注】配伍应用：本穴常用于治疗落枕、颈项强痛、偏头痛等。配足三里、三阴交，治脚气；配侠溪、风池，治偏头痛；配肾俞、环跳、风市、委中、足三里，治半身不遂；配天柱、后溪，治落枕。

（四十）丘墟　原穴

【定位】正坐位。在小腿外侧，外踝前下方，趾长伸肌腱外侧凹陷中（图3-74）。

图3-74　足少阳胆经足部外侧穴位示意图

【主治】①颈项痛，胸胁胀痛；②下肢痿痹，足内翻，足下垂；③疟疾；④目疾。

【刺灸法】直刺0.5~0.8寸；可灸。

【附注】配伍应用：本穴治疗胁痛、胆绞痛效果较好。配三阳络，治胸胁痛、肋间神经痛。

（四十一）足临泣

输穴、八脉交会穴之一——通于带脉。

【定位】正坐位。在足背外侧，第 4 跖趾关节的后方，小趾伸肌腱外侧凹陷中（图 3-74）。

【主治】①头痛，目外眦痛，目赤肿痛；②胁肋疼痛，乳房痛，足跗疼痛；③月经不调；④遗尿；⑤瘰疬；⑥疟疾。

【刺灸法】直刺 0.3~0.5 寸；可灸。

【附注】配伍应用：本穴常与外关配伍治疗偏头痛、目疾等。配光明，可回乳；配风池、百会、合谷，治头痛目眩。

（四十二）地五会

【定位】正坐位。在足背外侧，第 4 跖趾关节的后方，当小趾伸肌腱内侧缘处（图 3-74）。

【主治】①头痛，目赤，耳鸣；②胁痛，乳痛，内伤吐血；③足背肿痛。

【刺灸法】直刺 0.3~0.5 寸；可灸。

【附注】配伍应用：配膻中、乳根、足三里、足临泣，治乳房肿痛。

（四十三）侠溪　荥穴

【定位】正坐位。在足背外侧，第 4、5 趾间，趾蹼缘后方赤白肉际（图 3-74）。

【主治】①头痛，耳聋，耳鸣，目外眦痛，目眩，咽喉肿痛；②胁肋疼痛，乳痛；③热病。

【刺灸法】直刺 0.3~0.5 寸；可灸。

（四十四）足窍阴　井穴

【定位】第 4 趾末节外侧，趾甲角旁约 0.1 寸（图 3-74）。

【主治】①偏头痛，目赤肿痛，耳聋，胁痛，咽喉肿痛；②热病；③失眠；④咳逆；⑤月经不调。

【刺灸法】浅刺 0.1 寸，或点刺出血；可灸。

【附注】配伍应用：配心俞、内关、神门、足三里，治失眠多梦。

第五节　足三阴经

一、足太阴脾经

【经脉循行】足太阴脾经：①起于足大趾内侧的末端，沿着大趾内侧赤白肉际；②经过第一跖趾关节后面；③上行至内踝前面；④上行小腿内侧；⑤沿着胫骨后面；⑥交到足厥阴肝经的前面；⑦经膝股部内侧前缘；⑧进入腹部；⑨属于脾脏；联络胃腑；⑩向上通过横膈；⑪挟食管两旁；⑫连系舌根，散布于舌下。

胃部支脉：⑬由胃向上通过横膈；⑭至心中，交于手少阴心经。

脾之大络，穴名大包，位于渊腋穴下三寸，分布于胸胁。（图 3-75）

脾足太阴之脉，起于大指之端，循指内侧白肉际，过核骨后，上内踝前廉，上端内，循胫骨后，交出厥阴之前，上膝股内前廉，入腹，属脾，络胃，上膈，挟咽，连舌本，散舌下。

其支者，复从胃别，上膈，注心中。

脾之大络，名曰大包，出渊腋下三寸，布胸胁。（《灵枢·经脉》）

【联系脏腑器官】属脾，络胃，与心脏、舌、咽（食道）有联系。

【主治概要】本经腧穴主要治疗脾胃病、妇科病、前阴病及经脉循行部位的其他病证。例如：呕吐、胃痛、腹胀、泄泻、月经不调、崩漏、遗尿、尿闭、水肿等。

【本经腧穴】本经1名2穴，左右各21个穴位。首穴隐白，末穴大包。

（一）隐白　井穴

【定位】仰卧或正坐平放足底。足大趾末节内侧，距趾甲角0.1寸。

【取法】相当于沿爪甲内侧画一直线与爪甲基底缘水平线交点处取穴。（图3-76）

【主治】①月经过多，崩漏，尿血，便血；②腹胀；③癫狂，多梦，惊风。

【刺灸法】浅刺0.1寸；可灸。

【附注】配伍应用：本穴常用于脾不统血所致的崩漏、便血、血尿，尤其是崩漏，重灸本穴效果更佳。配三阴交、关元、血海、天枢，治月经过多、月经不调；配脾俞、胃俞、足三里、天枢，治腹胀、腹泻；配灸足三里，治大便脓血。

图3-75　足太阴脾经
循行示意图

（二）大都　荥穴

【定位】仰卧或正坐平放足底。在足内侧缘，当足第一跖趾关节前下方赤白肉际处。（图3-76）

【主治】①腹胀，胃痛，呕吐，泄泻，便秘；②热病无汗，体重肢肿。

图3-76　足太阴脾经足部穴位示意图

【刺灸法】直刺0.3~0.5寸；可灸。

【附注】配伍应用：配中冲、关冲、合谷、太冲，治四肢厥逆；配灸商丘、阴陵泉，治泄泻。

（三）太白 输穴、原穴

【定位】仰卧或正坐平放足底。在足内侧缘，当第一跖趾关节后下方赤白肉际凹陷处。（图3-76）

【主治】①胃痛，腹胀，腹痛，泄泻，便秘；②体重节痛，脚气。

【刺灸法】直刺0.5~0.8寸；可灸。

【附注】配伍应用：本穴是治疗脾胃病的常用穴。配太冲、三阴交、足三里、天枢、中脘、内关，治腹胀、腹痛；配天枢、足三里、大肠俞，治痢疾、泄泻、便秘；配丰隆，治身重，倦怠，面黄，舌强而痛，善饥而不欲食。

（四）公孙 络穴、八脉交会穴之一——通于冲脉

【定位】仰卧或正坐平放足底。在足内侧缘，当第一跖骨基底部的前下方。（图3-76）

【主治】①胃痛，呕吐，腹痛，腹胀，泄泻，痢疾；②心烦失眠，发狂，嗜卧。

【刺灸法】直刺0.6~1.2寸；可灸。

【附注】

（1）配伍应用：本穴为治疗胃痛、腹胀等消化系统疾病的常用效穴。配内关，主治心、胸、胃部疾病；配束骨、八风，治足趾麻痛；配中脘、足三里、梁门，治疗食滞中脘所致的胃病、呕吐；配丰隆、膻中，治疗呕吐痰涎，眩晕；配支沟、章门、阳陵泉，治胸胁痛。

（2）据报道：对消化性溃疡病人进行X线胃肠检查时，观察到针刺内关、足三里对胃蠕动多有增强作用，尤以足三里为明显，而针刺公孙、内关、

梁丘等穴有抑制胃酸的分泌作用。

（五）商丘　经穴

【定位】正坐平放足底或仰卧位。在足内踝前下缘凹陷处，当舟骨结节与内踝尖连线的中点处。（图3-76）

【取法】内踝前缘直线与内踝下缘横线的交点处取穴。

【主治】①腹胀，肠鸣，腹泻，便秘；②足踝肿痛。

【刺灸法】直刺0.3~0.5寸；可灸。

【附注】配伍应用：配天枢、关元、足三里、三阴交，治急、慢性泄泻；配三阴交、阴陵泉、足三里，治下肢浮肿；配解溪、丘墟，治足踝肿痛。

（六）三阴交

【定位】正坐或仰卧位。在小腿内侧，当足内踝尖上3寸，胫骨内侧面后缘。（图3-77）

【主治】①月经不调，崩漏，经闭，带下，阴挺，不孕，滞产，遗精，阳痿，遗尿气，小便不利，水肿；②肠鸣，腹胀，食不化，泄泻；③心悸，失眠，眩晕；④下肢痿痹，脚气。

【刺灸法】直刺1.0~1.5寸，孕妇禁针；可灸。

【附注】配伍应用：本穴是治疗生殖、泌尿、失眠及下肢疾患的常用穴。配肾俞、膀胱俞、中极、关元，治遗尿、癃闭、阳痿；配归来、太冲，治疝气；配照海、气海、关元、支沟，治月经不调、痛经；配天枢、合谷，治急性肠炎；配神门、内关，治失眠；配中脘、内关、足三里，治血栓闭塞性脉

图3-77　足太阴脾经
小腿内侧示意图

管炎。

（七）漏谷

【定位】正坐或仰卧位。在小腿内侧，当内踝尖与阴陵泉的连线上，三阴交穴上3寸。（图3-77）

【主治】①腹胀，肠鸣，小便不利；②遗精；③下肢痿痹。

【刺灸法】直刺1.0-1.5寸；可灸。

【附注】配伍应用：配梁丘、血海、三阴交，治膝腿麻木不仁；配太冲，治小便不利。

（八）地机　郄穴

【定位】正坐或仰卧位。在小腿内侧，当内踝尖与阴陵泉的连线上，阴陵泉下3寸。（图3-77）

【主治】①腹痛，泄泻；②小便不利，水肿；③月经不调，痛经，崩漏，遗精。

【刺灸法】直刺1.0~1.5寸；可灸。

【附注】配伍应用：本穴为治疗妇科疾患的常用穴。配肾俞、中极、三阴交、十七椎，治痛经；配肾俞、关元、血海，治月经不调。

（九）阴陵泉　合穴

【定位】正坐或仰卧位。在小腿内侧，当胫骨内侧髁后下方凹陷处。（图3-77）

【主治】①腹胀，泄泻，黄疸，水肿，小便不利或失禁；②阴茎痛，妇人阴痛，带下；③膝痛。

【刺灸法】直刺1.0~2.0寸；可灸。

【附注】配伍应用：本穴是治疗水肿、泄泻、痢疾、黄疸、小便不利或

失禁的常用穴。配水分、中极、足三里、三
阴交，治癃闭、腹水；配内外膝眼、阳陵泉，
治膝关节肿痛；配隐白、天枢，治腹泻；配
三阴交、日月、至阳、胆俞、阳纲，治黄疸。

（十）血海

【定位】仰卧或正坐屈膝。在大腿内侧，
髌底内侧端上2寸。（图3-78）

图 3-78　足太阴脾经
大腿部穴位示意图

【简便取穴法】患者屈膝，医生以左手
掌心按于患者右膝髌骨上缘，二至五指向上伸直，拇指约成45°斜置，拇指尖
下是穴。对侧取法仿此。

【主治】①月经不调，崩漏，痛经，闭经；②瘾疹，丹毒；③股内侧痛。

【刺灸法】直刺1.0~1.5寸；可灸。

【附注】配伍应用：本穴为治疗各种月经病及瘙痒性皮肤病的常用穴。
配带脉，治月经不调；配合谷、曲池、膈俞、三阴交，治荨麻疹；配犊鼻、
鹤顶、阴陵泉、阳陵泉，治膝关节疼痛。

（十一）箕门

【定位】正坐或仰卧位。在大腿内侧，血海与冲门的连线上，血海穴直
上6寸。（图3-78）

【主治】①小便不利，遗尿；②腹股沟肿痛。

【刺灸法】避开动脉，直刺0.5~1.0寸；可灸。

【附注】配伍应用：配肾俞、关元、中极、会阴（灸），治阴囊湿痒。

（十二）冲门

【定位】仰卧位。耻骨联合上缘中点旁开3.5寸。（图3-79）

【主治】①腹痛；②疝气，崩漏，带下。

【刺灸法】避开动脉，直刺 0.5~1.0 寸；可灸。

【附注】配伍应用：配肾俞、关元、中极、三阴交，治尿闭。

（十三）府舍

图 3-79　足太阴脾经
腹部穴位示意图

【定位】仰卧位。在下腹部，当脐中下 4 寸，冲门穴上方 0.7 寸，前正中线旁开 4 寸处。（图 3-79）

【主治】①腹痛，积聚；②疝气。

【刺灸法】直刺 1.0~1.5 寸；可灸。

【附注】配伍应用：配内关、合谷、天枢、足三里、三阴交，治积聚、浮肿。

（十四）腹结

【定位】仰卧位。在下腹部，大横穴直下 1.3 寸。（图 3-79）

【主治】①腹痛，泄泻，便秘；②疝气。

【刺灸法】直刺 1.0~1.5 寸；可灸。

（十五）大横

【定位】仰卧位。在腹中部，脐中旁开 4 寸。（图 3-79）

【主治】泄泻，便秘，腹痛。

【刺灸法】直刺 1.0~1.5 寸；可灸。

【附注】配伍应用：配四缝或足三里，治肠道蛔虫症；配天枢、中脘、关元、足三里、三阴交，治腹痛、洞泄；配阳陵泉、支沟、照海，治习惯性便秘。配中脘、气海、归来、百会、足三里，治胃下垂。

（十六）腹哀

【定位】仰卧位。在上腹部，大横穴直上 3 寸。（图 3-79）

【主治】消化不良，腹痛，便秘，痢疾。

【刺灸法】直刺 1.0~1.5 寸；可灸。

（十七）食窦

【定位】仰卧位。在胸外侧部，第五肋间隙中，前正中线旁开 6 寸。（图 3-80）

【主治】①胸胁胀痛；②噫气，反胃，腹胀；③水肿。

【刺灸法】斜刺或向外平刺 0.5~0.8 寸。可灸。

【附注】配伍应用：配膈俞、三阳络透郄门、阳陵泉，治胸胁满痛。

图 3-80　足太阴脾经
胸部穴位示意图

（十八）天溪

【定位】仰卧位。在胸外侧部，第四肋间隙中，前正中线旁开 6 寸。（图 3-80）

【主治】①胸胁疼痛；②咳嗽；③乳痈，乳汁少。

【刺灸法】斜刺或平刺 0.5~0.8 寸；可灸。

（十九）胸乡

【定位】仰卧位。在胸外侧部，第三肋间隙中，前正中线旁开 6 寸（图 3-80）。

【主治】胸胁胀痛。

【刺灸法】斜刺或平刺 0.5~0.8 寸；可灸。

（二十）周荣

【定位】仰卧位。在胸外侧部，第二肋间隙中，前正中线旁开 6 寸。（图 3-80）

【主治】①咳嗽，气逆；②胸胁胀满疼痛。

【刺灸法】斜刺或平刺 0.5~0.8 寸；可灸。

（二十一）大包 脾之大络

【定位】侧卧举臂。在侧胸部，腋中线上，第六肋间隙中。（图 3-80）

【主治】①咳嗽，气喘；②胸胁痛，全身疼痛，四肢无力。

【刺灸法】斜刺或平刺 0.5~0.8 寸；可灸。

【附注】配伍应用：配三阳络透部门、阳辅、足临泣，治胸胁痛。

二、足少阴肾经

【经脉循行】足少阴肾经：①起于足小趾之下，斜向足心；②出于舟骨粗隆下；③沿内踝后；④进入足跟；⑤上行于小腿内侧；⑥出腘窝的内侧；⑦向上行大腿内侧后缘；⑧通过脊柱，属于肾脏；⑨联络膀胱腑。

直行经脉：⑩从肾向上；⑪通过肝和横膈；⑫进入肺中；⑬沿着喉咙；⑭挟于舌根部。肺部支脉：⑮从肺部出来，联络心脏，流注于胸中，交于手厥阴心包经（图 3-81）。

肾足少阴之脉，起于小指之下，邪走足心，出于然谷之下，循内踝之后，别入跟中，以上腨内，出腘内廉，上股内后廉，贯脊属肾，络膀胱。其直者，从肾上贯肝膈，入肺中，循喉咙，挟舌本。其支者，从肺出，络心，注胸中。（《灵枢·经脉》）

【联系脏器】属肾，络膀胱，与肝、肺、心、脊髓、舌、喉咙有联系。

【主治概要】本经主要治疗妇科病、前阴病、肾、肺、咽喉病证及经脉循行部位的其他病证。例如：月经不调、遗精、小便不利、水肿、泄泻、便秘、咳喘等。

【本经腧穴】本经 1 名 2 穴，左右各 27 个穴位。首穴涌泉，末穴俞府。

（一）涌泉　井穴

【定位】卧位或伸腿坐位，卷足，约当足底第二、三趾缝纹头端与足跟连线的前 1/3 与后 2/3 交点处，足趾跖屈时呈凹陷。（图 3-82）

【主治】①头痛，眩晕，咽喉肿痛，失音；②小儿惊风，癫狂，昏厥，失眠；③小便不利，便秘；④足心热。

【刺灸法】直刺 0.5～1.0 寸；可灸。

【附注】配伍应用：本穴为治疗肝阳上亢所致的头痛、眩晕，以及昏迷、休克、小儿惊风、中暑的有效穴。

图 3-81　足少阴肾经
循行示意图

图 3-82　足少阴肾经足底穴位示意图　　图 3-83　足少阴肾经足部穴位示意图

配四神聪、神门，治失眠、头晕、癔症；配人中、十宣、足三里，治中暑、晕厥、抽搐；配京骨、承山，治足趾肌痉挛；配足三里，治中毒性休克；吴茱萸用醋调敷贴涌泉，治口腔溃疡。

（二）然谷　荥穴

【定位】正坐或仰卧位。在足内侧缘，足舟骨粗隆下方，赤白肉际处。（图3-83）

【主治】①月经不调，带下，阴挺，阴痒，遗精；②消渴；③泄泻；④咳血，咽喉肿痛；⑤小便不利；⑥小儿脐风，口噤。

【刺灸法】直刺0.5~1.0寸；可灸。

【附注】配伍应用：配太冲透涌泉，治足趾疼痛；配肾俞、肺俞、中膂俞，治消渴。

（三）太溪　输穴、原穴

【定位】正坐平放足底或仰卧位。在足内侧面，当内踝尖与跟腱之间凹陷中。（图3-83）

【主治】①小便频数；②月经不调，遗精，阳痿；③耳鸣、耳聋；④腰痛；⑤咳血，气喘，咽喉肿痛；⑥便秘，消渴，失眠，齿痛。

【刺灸法】直刺0.5~1.0寸；可灸。

【附注】配伍应用：本穴为补肾要穴，凡肾虚之证皆可取之治疗。配神门、三阴交，治不寐；配颊车、下关，治肾虚牙痛；配三阴交、关元，治月经不调；配昆仑、申脉、丘墟，治足踝肿痛；配飞扬，治头痛目眩；配肾俞、志室，治遗精，阳痿，肾虚腰痛。

（四）大钟　络穴

【定位】正坐平放足底或仰卧位。在足内侧，内踝后下方，当跟腱附着

部的内侧前方凹陷处。（图 3-83）

【主治】①癃闭，遗尿，便秘；②咳血，气喘；③痴呆；④腰脊强痛，足跟痛。

【刺灸法】直刺 0.3~0.5 寸；可灸。

【附注】配伍应用：配中极、三阴交、水道，治癃闭；配太溪、神门，治失眠；配委中、昆仑、行间，治足跟肿痛。

（五）水泉　　郄穴

【定位】正坐平放足底或仰卧位。在足内侧，内踝后下方，太溪穴直下 1寸。（图 3-83）

【主治】①月经不调，痛经，经闭，阴挺；②小便不利。

【刺灸法】直刺 0.3~0.5 寸；可灸。

【附注】配伍应用：配曲池、支沟、关元、足三里、三阴交，治经闭；配气海、天枢，治当脐腹痛。

（六）照海　　八脉交会穴之一——通于阴跷脉

【定位】正坐平放足底。在足内侧，内踝尖下方凹陷中。（图 3-83）

【主治】①月经不调，痛经，带下，阴挺；②小便频数，癃闭，便秘；③咽喉干痛；④失眠，癫痫。

【刺灸法】直刺 0.3~0.5 寸；可灸。

【附注】

（1）配伍应用：本穴为治疗呼吸系统疾患及失眠的常用穴。配合谷、列缺，治咽喉肿痛；配廉泉、通里，治中风失语；配巨阙、内关、心俞、足三里，治癫痫、癔症；配支沟，治便秘；配阴交、曲泉、气海、关元，治疝气小腹痛；配申脉，治失眠。

（2）据报道：针刺健康人照海穴，有明显的促进泌尿的作用。

（七）复溜　经穴

【定位】正坐或仰卧位。在小腿内侧，太溪穴直上2寸。（图3-84）

【主治】①腹胀，泄泻，肠鸣，水肿；②盗汗，热病无汗或汗出不止；③腰脊强痛，腿肿，下肢痿痹。

【刺灸法】直刺0.5~1.0寸；可灸。

【附注】配伍应用：本穴为治疗汗证的常用穴。配肾俞、水分、气海、足三里、三阴交，治腹水，下肢浮肿；配公孙、中封、

图3-84　足少阴肾经小腿内侧
穴位示意图

太白、水分、三阴交，治臌胀；配照海、太冲、中封，治咽喉肿痛；配合谷，既可发汗，又可止汗，补复溜，泻合谷，治多汗，泻复溜，补合谷，治无汗或少汗。

（八）交信　阴跷脉郄穴

【定位】正坐或仰卧位。在小腿内侧，复溜穴前0.5寸，胫骨内侧缘的后方。（图3-84）

【主治】①月经不调，经闭，崩漏，阴挺，疝气；②泄泻，便秘。

【刺灸法】直刺0.5~1.0寸；可灸。

【附注】配伍应用：配百会、关元、归来，治阴挺；配阴陵泉、太冲，治崩漏；配肾俞、气海、关元、三阴交，治经闭、月经不调；配水道，治癃闭。

（九）筑宾　阴维脉郄穴

【定位】正坐或仰卧。在小腿内侧，太溪穴与阴谷穴的连线上，太溪穴

上 5 寸。(图 3-84)

【主治】①癫狂；②疝气；③呕吐；
④小腿内侧疼痛。

【刺灸法】直刺 1.0~1.5 寸；可灸。

【附注】配伍应用：配承山，治腓肠肌
痉挛；配阴谷、后顶、强间、脑户、络却、
玉枕，治癫痫。

图 3-85　足少阴肾经膝部
穴位示意图

（十）阴谷　合穴

【定位】正坐微屈膝。在腘窝内侧，当
半腱肌腱与半膜肌腱之间。(图 3-85)

【主治】①阳痿，疝气，崩漏；
②小便不利；③膝腘酸痛。

【刺灸法】直刺 1.0~1.5 寸；可灸。

【附注】配伍应用：配肾俞、三焦
俞、气海、委阳，治癃闭；配蠡沟，治
阴痒痛；配膝眼、鹤顶，治膝肿痛；配
关元、气海、三阴交、阴陵泉，治小便
淋沥。

（十一）横骨

【定位】仰卧位。在下腹部，脐中
下 5 寸，前正中线旁开 0.5 寸。　（图
3-86）

图 3-86　足少阴肾经腹部
穴位示意图

【主治】①少腹胀痛；②小便不利，遗尿；③遗精，阳痿，疝气。

【刺灸法】直刺 1.0~1.5 寸；可灸。

【附注】配伍应用：配肾俞、气海、关元、三阴交，治遗精、阳痿；配中极、三阴交，治尿闭、遗尿。

（十二）大赫

【定位】仰卧位。在下腹部，脐中下 4 寸，前正中线旁开 0.5 寸。（图 3-86）

【主治】①遗精，阳痿，阴挺，带下，痛经，月经不调；②泄泻。

【刺灸法】直刺 1.0~1.5 寸；可灸。

【附注】配伍应用：配关元、三阴交，治月经不调；配命门、中封，治遗精、滑精、阳痿。

（十三）气穴

【定位】仰卧位。在下腹部，脐中下 3 寸，前正中线旁开 0.5 寸。（图 3-86）

【主治】①月经不调，崩漏，经闭，带下；②小便不利；③泄泻。

【刺灸法】直刺 1.0~1.5 寸；可灸。

【附注】配伍应用：配肾俞、气海、三阴交、商丘，治妇女月经不调、不孕症；配天枢、上巨虚，治泄泻、痢疾。

（十四）四满

【定位】仰卧位。在下腹部，脐中下 2 寸，前正中线旁开 0.5 寸。（图 3-86）

【主治】①月经不调，带下，遗精，疝气；②遗尿；③便秘，腹痛；④水肿。

【刺灸法】直刺 1.0~1.5 寸；可灸。

【附注】配伍应用：配膈俞、三焦俞、足三里、三阴交，治下腹积聚。

（十五）中注

【定位】仰卧位。在下腹部，脐中下 1 寸，前正中线旁开 0.5 寸。（图 3-86）

【主治】①月经不调，痛经；②腹痛，便秘，泄泻。

【刺灸法】直刺 1.0~1.5 寸；可灸。

【附注】配伍应用：配天枢、支沟、足三里，治腹痛，便秘；配关元、次髎、三阴交，治月经不调。

（十六）肓俞

【定位】仰卧位。在中腹部，脐中旁开 0.5 寸。（图 3-86）

【主治】①腹痛，腹胀，呕吐，便秘，泄泻；②月经不调，疝气，腰脊痛。

【刺灸法】直刺 1.0~1.5 寸；可灸。

【附注】配伍应用：配天枢、内关、足三里，治腹水、腹痛。

（十七）商曲

【定位】仰卧位。在上腹部，脐中上 2 寸，前正中线旁开 0.5 寸。（图 3-86）

【主治】腹痛，泄泻，便秘。

【刺灸法】直刺 1.0~1.5 寸；可灸。

【附注】配伍应用：配中脘、天枢、足三里，治腹泻。

（十八）石关

【定位】仰卧位。在上腹部，脐中上 3 寸，前正中线旁开 0.5 寸。（图 3-86）

【主治】①呕吐，腹痛，便秘；②不孕。

【刺灸法】直刺 1.0~1.5 寸；可灸。

【附注】配伍应用：配膈俞、中脘、足三里，治呕吐。

（十九）阴都

【定位】仰卧位。在上腹部，脐中上 4 寸，前正中线旁开 0.5 寸。（图 3-86）

【主治】①腹胀，腹痛，便秘；②不孕。

【刺灸法】直刺 1.0~1.5 寸；可灸。

（二十）腹通谷

【定位】仰卧位。在上腹部，脐中上 5 寸，前正中线旁开 0.5 寸。（图 3-86）

【主治】①腹胀，腹痛，呕吐；②心痛，心悸。

【刺灸法】直刺 0.5~1.0 寸；可灸。

（二十一）幽门

【定位】仰卧位。在上腹部，脐中上 6 寸，前正中线旁开 0.5 寸。（图 3-86）

【主治】腹痛，腹胀，呕吐，泄泻。

【刺灸法】直刺 0.5~1.0 寸，不可深刺，以免伤及肝脏；可灸。

【附注】

（1）配伍应用：配内关、中脘、足三里，治胃痛。

（2）据报道：针刺幽门可使胃蠕动减慢。

（二十二）步廊

【定位】仰卧位。在胸部，第五肋间隙，
前正中线旁开2寸。（图3-87）

【主治】①咳嗽，气喘，胸胁胀满；
②呕吐。

【刺灸法】斜刺或平刺 0.5 ~ 0.8 寸。
可灸。

图3-87　足少阴肾经胸部
穴位示意图

（二十三）神封

【定位】仰卧位。在胸部，第四肋间隙，
前正中线旁开2寸。（图3-87）

【主治】①咳嗽，气喘，胸胁胀满；②呕吐，不嗜食；③乳痈。

【刺灸法】斜刺或平刺0.5~0.8寸；可灸。

（二十四）灵墟

【定位】仰卧位。在胸部，第三肋间隙，前正中线旁开2寸。（图3-87）

【主治】①咳嗽，气喘，胸胁胀满；②呕吐；③乳痈。

【刺灸法】斜刺或平刺0.5~0.8寸；可灸。

（二十五）神藏

【定位】仰卧位。在胸部，第二肋间隙，前正中线旁开2寸。（图3-87）

【主治】①咳嗽，气喘，胸痛；②呕吐。

【刺灸法】斜刺或平刺0.5~0.8寸；可灸。

（二十六）彧中

【定位】仰卧位。在胸部，第一肋间隙中，前正中线旁开 2 寸。（图 3-87）

【主治】①咳嗽，气喘；②胸胁胀满。

【刺灸法】斜刺或平刺 0.5~0.8 寸；可灸。

（二十七）俞府

【定位】仰卧位。在胸部，锁骨下缘，前正中线旁开 2 寸。（图 3-87）

【主治】①咳嗽，气喘，胸痛；②呕吐，不嗜食。

【刺灸法】斜刺或平刺 0.5~0.8 寸；可灸。

三、足厥阴肝经

【经脉循行】足厥阴肝经：①起于足大趾爪甲后毫毛之处；②沿着足背向上；③经过内踝前 1 寸处；④向上至内踝上 8 寸处交出足太阴脾经的后面；⑤上行膝内侧；⑥沿着大腿内侧；⑦进入阴毛中；⑧环绕阴部；⑨上达小腹；⑩挟行于胃旁，属于肝脏，联络胆腑；⑪向上通过横膈；⑫分布在胁肋部；⑬沿着喉咙的后面；⑭向上进入鼻咽部；⑮连接于"目系"（眼球连系于脑的部位）；⑯向上出于前额；⑰与督脉会合于巅顶。

目系的支脉：⑱下行颊里；⑲环绕唇内。

肝部的支脉：⑳从肝分出；㉑通过横膈，向上流注于肺中，交于手太阴肺经。（图 3-88）

肝足厥阴之脉，起于大指丛毛之际，上循足跗上廉，去内踝一寸，上踝八寸，交出太阴之后，上腘内廉，循股阴，入毛中，环阴器，抵小腹，挟胃，属肝络胆，上贯膈，布胁肋，循喉咙之后，上入颃颡，连目系，上出额，与督脉会于巅。其支者，从目系下颊里，环唇内。其支者，复从肝别，贯膈，

上注肺。(《灵枢·经脉》)

【联系脏器】属肝，络胆，与胃、膈、肺、生殖器、喉咙、目、口唇、头部有联系。

【主治概要】本经腧穴主要治疗肝胆病、妇科病、前阴病证及经脉循行部位的其他病症。例如：月经不调、崩漏、遗精、疝气、遗尿、小便不利等。

【本经腧穴】本经1名2穴，左右各14个穴位。首穴大敦，末穴期门。

（一）大敦　井穴

【定位】正坐或仰卧位。在足大趾末节外侧，趾甲角旁 0.1 寸。(图 3-89)

图 3-88　足厥阴肝经循行示意图

【取法】从拇趾爪甲外侧缘作一垂线与爪甲基底部作一水平线，两线交点处取穴。

【主治】①疝气，少腹痛，崩漏，遗尿，阴挺，阴缩，阴中痛，血崩，血尿，外阴肿；②癫痫，善寐。

【刺灸法】浅刺 0.1～0.2 寸，或点刺出血；可灸。

【附注】

（1）配伍应用：本穴为治疗崩漏、便血、血尿、痛气、阴挺等证的常用穴。配人中、百会、中冲、厉兑，治晕厥；配关元、三阴交、照海，治疝气；配隐白、归来，治崩

图 3-89　足厥阴肝经
足部穴位示意图

漏；配气海、百会，治阴挺。

（2）据报道：动物实验证实，给狗注射垂体后叶素造成垂体性高血压，针刺大敦有明显的降压作用。

（二）行间　荥穴

【定位】正坐或仰卧位。在足背侧，第一、二趾间，趾蹼缘后方的赤白肉际处。（图3-89）

【主治】①头痛，目眩，目赤肿痛，青盲，口㖞；②疝气，痛经，带下，崩漏，月经不调，尿闭，小便不利，遗尿；③胁痛，足背痛；④癫痫，失眠。

【刺灸法】直刺0.5~0.8寸；可灸。

【附注】

（1）配伍应用：本穴为治疗肝阳上亢所致的头痛、眩晕，肝火上炎所致的目赤肿痛及月经过多等妇科病证的常用穴。配风池、太阳、印堂、足三里，治眩晕；配神门、百会，治失眠；配风池、太阳、合谷，治目赤肿痛、青光眼；配支沟、曲池，治肋间神经痛。

（2）据报道：针刺行间，对原发青光眼患者，有明显的降低眼压的作用。

（三）太冲　输穴、原穴

【定位】正坐或仰卧位。在足背侧，第一、二跖骨结合部前方凹陷中。（图3-89）

【主治】①头痛，眩晕，目赤肿痛，咽喉肿痛；②月经不调，尿闭，遗尿，疝气，崩漏；③中风，癫狂痫，小儿惊风，失眠；④胁胀，足背痛，下肢痿痹。

【刺灸法】直刺0.5~0.8寸；可灸。

【附注】

(1) 配伍应用：本穴为治疗由于肝经失调所致的泌尿生殖系统、消化系统、胁肋及头部诸疾的常用穴。配风池、足三里、三阴交，治头目眩晕；配合谷、百会，治头顶痛；配百会、人中、合谷、内关，治癫狂、痫证。

(2) 据报道：①针刺太冲、足三里，治疗急、慢性及中毒性肝炎和胆囊感染有良效，并可使大多数胆道造瘘患者胆汁流量明显增加；②对施行胆囊切除术和胆总管探查术的急性胆道疾病患者，皮下注射吗啡，单针太冲不仅可使胆道内压停止上升，且可迅速下降，其效应优于针刺足三里、阳陵泉；③以太冲单穴针麻，施行甲状腺手术，具有较高的优良率；④在针麻施行胃切除过程中，快速针刺太冲、公孙，可以减轻切腹膜反应，重刺激捻提太冲、足三里，可抑制牵拉反应；⑤据临床观察发现，肝病严重时，可在太冲穴出现以结节为主的反应物。

(四) 中封 经穴

【定位】正坐或仰卧位。在足背侧，内踝前，胫骨前肌肌腱的内侧缘凹陷中。(图3-89)

【主治】①疝气，腹痛，遗精；②小便不利；③足踝肿痛，下肢痿痹。

【刺灸法】直刺0.5~0.8寸；可灸。

【附注】配伍应用：配合谷、曲池、肝俞、胆俞，治黄疸；配阳辅，治眩晕；配解溪、丘墟、昆仑，治踝关节疾患。

(五) 蠡沟 络穴

【定位】正坐或仰卧位。在小腿内侧，内踝尖上5寸，胫骨内侧面的中央。(图3-90)

【主治】①小便不利，遗尿；②阴痒，月经不调，带下；③足胫痿痹。

【刺灸法】平刺0.5~0.8寸；可灸。

【附注】配伍应用：配曲泉、太冲，治睾丸炎；配阴陵泉、三阴交，治胫部酸痛。

（六）中都 郄穴

【定位】正坐或仰卧位。在小腿内侧，内踝尖上 7 寸，胫骨内侧面的中央。（图 3-90）

【主治】①疝气，崩漏，恶露不尽；②腹痛，泄泻；③下肢痿痹。

【刺灸法】平刺 0.5~0.8 寸；可灸。

【附注】配伍应用：配委中、关元、太冲，治疝气；配三阴交、关元，治月经不调、痛经。

图 3-90 足厥阴肝经小腿内侧穴位示意图

（七）膝关

【定位】正坐或仰卧位，屈膝。在小腿内侧，胫骨内侧髁的后下方，阴陵泉穴后 1 寸。（图 3-90）

【主治】膝股疼痛，下肢痿痹。

【刺灸法】直刺 1~1.5 寸；可灸。

【附注】配伍应用：配犊鼻、梁丘、血海，治膝关节炎。

（八）曲泉 合穴

【定位】正坐或仰卧位，屈膝。当腘横纹的内侧端，半腱肌、半膜肌止端的前缘凹陷中。（图 3-91）

【主治】①月经不调，痛经，阴挺，小便不利，遗精，阴痒；②膝痛。

【刺灸法】直刺 0.8~1.0 寸；可灸。

【附注】

（1）配伍应用：配关元、中极、太冲、三阴交，治疝痛、阴茎痛；配照海、太冲、少府，治阴挺；配中极、阴陵泉、三阴交，治小便不利；配膝眼、鹤顶、梁丘、血海，治膝髌肿痛。

图 3-91　足厥阴肝经
大腿内侧穴位示意图

（2）据报道：肝病患者，常可在曲泉出现压痛点。

（九）阴包

【定位】正坐或仰卧位。在大腿内侧，当股骨内上髁上 4 寸，股内肌与缝匠肌之间。（图 3-91）

【主治】①腹痛，腰骶痛引小腹；②遗尿，小便不利；③月经不调。

【刺灸法】直刺 1.0~2.0 寸；可灸。

【附注】配伍应用：配中极、水道、阴陵泉，治小便不利；配肾俞、关元、三阴交，治月经不调。

（十）足五里

【定位】仰卧位。在大腿内侧，曲骨穴旁开 2 寸，直下 3 寸。（图 3-92）

【主治】①小腹痛；②小便不通，阴挺，睾丸肿痛；③嗜卧；④瘰疬。

【刺灸法】直刺 1.0~1.5 寸；可灸。

图 3-92　足厥阴肝经
腹股沟部穴位示意图

（十一）阴廉

【定位】仰卧位。在大腿内侧，曲骨穴旁开 2 寸，直下 2 寸。（图 3-92）

【主治】①月经不调，带下；②小腹胀痛。

【刺灸法】直刺 1.0~2.0 寸；可灸。

【附注】配伍应用：配关元、归来、三阴交，治月经不调。

（十二） 急脉

【定位】仰卧位。在腹股沟区，横平耻骨联合上缘，前正中线旁开 2.5 寸。（图 3-92）

【主治】①小腹痛；②疝气，阴挺。

【刺灸法】避开动脉，直刺 0.5~0.8 寸。《素问》王冰注：可灸而不可刺。

【附注】配伍应用：配足三里、血海，治股内侧肿痛。

（十三） 章门　脾的募穴、八会穴之脏会

【定位】仰卧位。在侧腹部，第十一肋游离端的下方。（图 3-93）

【主治】①腹胀，泄泻，腹部痞块；②胁痛，黄疸。

【刺灸法】斜刺 0.5~0.8 寸；可灸。

【附注】配伍应用：配天枢、上巨虚，治肠鸣、泄泻；配足三里、中脘、内关，治呕吐、饮食不化；配中脘、气海、天枢、上脘、腹通谷，治腹中痞块；配支沟、内关、阳陵泉，治胸胁痛。

图 3-93　足厥阴肝经
胸部穴位示意图

（十四） 期门　肝的募穴

【定位】仰卧位。在胸部，乳头直下，第六肋间隙中。（图 3-93）

【主治】①胸胁痛，胸满；②呕吐，反酸，呃逆，腹胀，泄泻；③乳痈。

【刺灸法】斜刺或平刺 0.5~0.8 寸；可灸。

【附注】配伍应用：本穴为治疗胁肋、肝胆疾患的常用穴。常配太冲、日月等穴。配膻中、内关，治胸满、胸痛；配支沟、阳陵泉、足三里、太冲，治胁痛；配阳陵泉、肝俞、中封，治黄疸；配中脘、内关、足三里，治呕吐。

第六节　常用奇穴

一、头颈部穴

（一）四神聪

图 3-94　四神聪穴

【定位】正坐位。在头顶部，当百会前后左右各 1 寸处，共 4 个穴。（图 3-94）

【主治】①头痛，眩晕；②失眠，健忘，癫狂，痫证。

【刺灸法】平刺 0.5~0.8 寸；可灸。

【附注】

（1）配伍应用：配神门、三阴交，治失眠；配太冲、风池，治头痛，头昏。

（2）据报道：以四神聪为主穴治疗眩晕，属肝阳上亢者加太冲、合谷；痰浊内阻者加丰隆、内关；气血亏虚肾精不足者加百会、足三里、三阴交；头痛加太阳点刺放血，对实证眩晕效果较好，虚证眩晕次之。

（二）当阳

【定位】正坐位。在头部，目正视，瞳孔直上，前发际上 1 寸。（图 3-95）

【主治】①头痛，眩晕；②目赤肿痛，鼻塞。

【刺灸法】平刺 0.3~0.5 寸；可灸。

（三）印堂

图 3-95 当阳、印堂等穴

【定位】正坐或仰靠位、仰卧位。在额部，当两眉头的中间。（图 3-95）

【主治】①头痛，眩晕；②鼻渊，鼻衄；③失眠，健忘；④小儿惊风。

【刺灸法】提捏进针，向下平刺，或斜刺 0.3~0.5 寸；或三棱针点刺出血；可灸。

【附注】配伍应用：配迎香、合谷，治鼻塞、鼻渊；配太阳、太冲，治头痛眩晕；配攒竹，治前头痛、眉棱骨痛。

（四）鱼腰

【定位】正坐或仰卧位。在额部，目正视，瞳孔直上，眉毛正中。（图 3-95）

【主治】①目赤肿痛，眼睑下垂，眼睑瞤动，目翳；②眉棱骨痛，口眼㖞斜。

【刺灸法】平刺 0.3~0.5 寸；禁灸。

（五）太阳

图 3-96 太阳、耳尖等穴

【定位】正坐或侧伏坐位。在颞部，当眉梢与目外眦之间，向后约一横指的凹陷处。（图 3-96）

【主治】①头痛，目赤肿痛，目眩；②口眼㖞斜。

【刺灸法】直刺或斜刺 0.3~0.5 寸；或三棱针点刺出血；禁灸。

【附注】配伍应用：配太冲、委中、关冲、风池、合谷，治天行赤眼；配攒竹、肝俞、太冲、光明、肾俞、照海，治视物不清；配头维、率谷、风池，治偏头痛；配印堂，点刺放血治疗高血压头痛。

（六）耳尖

【定位】正坐或侧伏坐位。在耳郭的上方，当折耳向前，耳郭上方的尖端处。（图3-96）

【主治】头痛，目赤肿痛，目翳，麦粒肿；咽喉肿痛。

【刺灸法】直刺0.1寸；或三棱针点刺出血；可灸。

（七）球后

【定位】仰靠坐位。在面部，当眶下缘外1/4与内3/4交界处。（图3-95）

【主治】目疾。

【刺灸法】嘱病人眼睛向上看，固定眼球，或者医者轻推眼球向上，针尖沿眶下缘略向内上方朝视神经方向缓慢直刺0.5~1.0寸，不提插，不捻转；禁灸。

（八）上迎香

【定位】仰靠坐位。在面部，当鼻翼软骨与鼻甲的交界处，近鼻唇沟上端处。（图3-95）

【主治】①鼻塞，鼻渊；②迎风流泪。

【刺灸法】向内上方平刺0.3~0.5寸；可灸。

（九）内迎香

【定位】仰靠坐位。在鼻孔内，当鼻翼软骨与鼻甲交界的黏膜处。（图

3-97）

【主治】①鼻疾，喉搏，目赤肿痛；②热病，中暑；③眩晕。

【刺灸法】三棱针点刺出血；有出血体质者忌用。不灸。

图 3-97 内迎香穴

（十）聚泉

【定位】正坐位，张口伸舌。在口腔内，当舌背正中缝的中点处。（图 3-98）

【主治】①舌强，舌缓，食不知味；②消渴；③咳嗽，哮喘。

【刺灸法】直刺 0.1~0.2 寸；或用三棱针点刺出血；不灸。

图 3-98 聚泉穴

（十一）海泉

【定位】正坐张口，舌卷向后方。在口腔内，当舌下系带中点处。（图 3-99）

【主治】①舌缓不收，重舌肿胀；②消渴；③呃逆。

【刺灸法】直刺 0.1~0.2 寸；或用三棱针点刺出血；不灸。

图 3-99 海泉、金津、玉液穴

（十二）金津、玉液

【定位】正坐张口，舌卷向后方，舌面下，舌系带两侧静脉上取穴，左为金津，右为玉液。（图 3-99）

【主治】①舌强，舌肿，口疮；②呕吐，消渴。

【刺灸法】三棱针点刺出血；不灸。

（十三）翳明

【定位】正坐位，头略前倾。在项部，当翳风后1寸。（图3-96）

【主治】①目疾，耳鸣，耳聋，头痛；②失眠。

【刺灸法】直刺0.5~1.0寸；可灸。

（十四）颈百劳

【定位】正坐或俯伏坐位。在项部，当大椎穴直上2寸，后正中线旁开1寸。（图3-100）

【主治】①颈项强痛；②瘰疬；③咳嗽，气喘，骨蒸潮热，盗汗，自汗。

【刺灸法】直刺0.5~1.0寸；可灸。

图3-100　颈百劳穴

二、胸腹部穴

【定位】仰卧位。在下腹部，当脐中下4寸，前正中线旁开3寸。（图3-101）

【主治】①月经不调，痛经，阴挺，不孕气。

【刺灸法】直刺0.8~1.2寸；孕妇慎用；可灸。

图3-101　子宫穴

图3-102　定喘、夹脊穴

三、背部穴

（一）定喘

【定位】俯伏或俯卧位。在背部，当第七颈椎棘突下，后正中线旁开0.5寸。（图3-102）

【主治】①咳嗽，气喘；②肩背痛。

【刺灸法】直刺或针尖向内斜刺0.5~1.0寸；可灸。

【附注】配肺俞、中府、风门、合谷，治咳喘；配天突、膻中、内关、丰隆，治哮喘。

（二）夹脊

【定位】俯卧位。在背腰部，当第一胸椎至第五腰椎棘突下两侧，后正中线旁开0.5寸。一侧17穴，左右共34穴。（图3-102）

【主治】胸1—胸5夹脊穴治疗心、肺、胸部及上肢病证；胸6—胸12夹脊穴治疗肝、胆、脾、胃肠病证；腰1—腰5夹脊穴治疗腰、骶、小腹及下肢病证。

【刺灸法】直刺或稍向内侧斜刺0.5~0.8寸，严格掌握进针的角度和深度，防止伤及内脏；或用皮肤针叩刺；可灸。

（三）胃脘下俞

【定位】俯卧位。在背部，当第8胸椎棘突下，后正中线旁开1.5寸。（图3-103）

【主治】①胃痛，腹痛，胸胁痛；②消渴。

【刺灸法】向内斜刺0.3~0.5寸；可灸。

（四）痞根

【定位】俯卧位。在腰部，当第 1 腰椎棘突下，后正中线旁开 3.5 寸。（图 3-103）

【主治】①痞块，胃痛；②腰痛。

【刺灸法】直刺 0.5~1.0 寸；可灸。

（五）下极俞

【定位】俯卧位。在腰部，当后正中线上，第 3 腰椎棘突下。（图 3-103）

【主治】①腰腿痛，下肢瘫痪；②月经不调，崩漏；③小便不利。

【刺灸法】直刺 0.5~1.0 寸；可灸。

图 3-103　背部经外奇穴

（六）腰眼

【定位】俯卧位。在腰部，当第 4 腰椎棘突下，后正中线旁开 3.5 寸。（图 3-103）

【主治】①腰痛；②月经不调，带下；③虚劳。

【刺灸法】直刺 0.5~1.0 寸；可灸。

（七）十七椎

【定位】俯卧位。在腰部，当后正中线上，第 5 腰椎棘突下凹陷中。（图 3-103）

【主治】①痛经，月经不调，崩漏；②腰腿痛，下肢瘫痪；③遗尿。

【刺灸法】直刺 0.5~1.0 寸；可灸。

（八）腰奇

【定位】俯卧位。在骶部，当尾骨端直上 2 寸，骶角之间凹陷中。（图 3-103）

【主治】①癫痫，头痛，失眠；②便秘。

【刺灸法】向上平刺 1.0~1.5 寸；可灸。

四、上肢部穴

（一）肘尖

【定位】正坐屈肘约 90°。在肘后部，当尺骨鹰嘴的尖端。（图 3-104）

图 3-104　肘尖

【主治】瘰疬，痈疽，疔疮。

【刺灸法】艾炷灸 7~15 壮。

（二）二白

【定位】伸腕仰掌。在前臂掌侧，腕横纹上 4 寸，桡侧腕屈肌腱的两侧，一侧 2 个穴，左右两臂共 4 穴。（图 3-105）

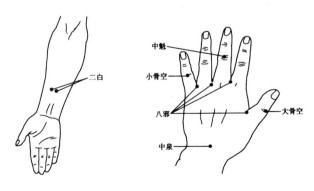

图 3-105　二白　　　　　　　　图 3-106　中泉等穴

【主治】①前臂痛，胸胁痛；②痔疾，脱肛。

【刺灸法】直刺 0.5~0.8 寸；可灸。

（三）中泉

【定位】俯掌。在腕背横纹中，当指总伸肌腱桡侧的凹陷中。（图 3-106）

【主治】①胸胁胀满，咳嗽，气喘，心痛；②胃痛；③掌中热。

【刺灸法】直刺 0.3~0.5 寸；可灸。

（四）中魁

【定位】握拳，掌心向下。在中指背侧近端指间关节的中点处。（图 3-106）

【主治】①呕吐，呃逆；②齿痛。

【刺灸法】温和灸，10~20 分钟。

（五）大骨空

【定位】握拳，掌心向下。在拇指背侧指间关节的中点处。（图 3-106）

【主治】①目疾；②吐泻、衄血；③指关节痛。

【刺灸法】温和灸 10~20 分钟。

（六）小骨空

【定位】握拳，掌心向下。在小指背侧近端指间关节的中点处。（图 3-106）

【主治】①目疾，咽喉肿痛；②指关节痛。

【刺灸法】温和灸 10~20 分钟。

（七）腰痛点

【定位】俯掌。在手背侧，当第2、3掌骨及第4、5掌骨之间，腕背侧横纹与掌指关节中点处，一侧2穴，左右共4穴。（图3-107）

【主治】急性腰扭伤。

【刺灸法】直刺0.3~0.5寸，或由两侧向掌中斜刺0.5寸。

图3-107　腰痛点、外劳宫穴

（八）外劳宫

【定位】俯掌。在手背侧，第2、3掌骨之间，掌指关节后0.5寸。（图3-107）

【别名】落枕穴

【主治】①落枕；②手指屈伸不利，手指麻木。

【刺灸法】直刺0.3~0.5寸；可灸。

（九）八邪

【定位】微握拳。在手背侧，第1~5指间，指蹼缘后方赤白肉际处，一手4穴，左右共8穴。（图3-106）

【主治】①手背肿痛，手指麻木；②毒蛇咬伤；③烦热，目痛。

【刺灸法】向上斜刺0.5~0.8寸；或三棱针点刺出血；可灸。

图3-108　四缝、十宣穴

（十）四缝

【定位】仰掌伸指。在第 2~5 指掌侧，近端指间关节的中央，一手 4 穴，左右共 8 穴。（图 3-108）

【主治】①小儿疳积；②百日咳。

【刺灸法】三棱针点刺后挤出少量黄白色黏液或出血。

【附注】据报道：①营养不良合并佝偻病的患儿，针刺四缝穴后，血清钙、磷均有上升，碱性磷酸酶活性降低，有助于患儿的骨骼发育与成长；②针刺蛔虫病患儿的四缝穴，可使肠中胰蛋白酶、胰淀粉酶和胰脂肪酶的含量增加。

（十一）十宣

【定位】仰掌，十指微屈。在手十指尖端，距指甲游离缘 0.1 寸，左右共 10 穴。（图 3-108）

【主治】①昏迷，高热，中暑，小儿惊风，咽喉肿痛；②癫痫；③手指麻木。

【刺灸法】直刺 0.1~0.2 寸；或用三棱针点刺出血。

五、下肢部穴

（一）髋骨

【定位】仰卧位。在大腿前面下部，当梁丘穴两旁各 1.5 寸，一腿两穴，左右共 4 个穴位。（图 3-109）

【主治】膝肿痛，下肢痿痹。

【刺灸法】直刺 0.5~1.0 寸；可灸。

（二）鹤顶

【定位】屈膝。在膝上部，髌底中点上方凹陷处。（图 3-109）

图 3-109　髌骨、鹤顶穴　　　　图 3-110　百虫窝穴

【主治】膝肿痛。

【刺灸法】直刺 0.5~0.8 寸；可灸。

（三）百虫窝

【定位】正坐屈膝或仰卧位。在大腿内侧，髌底内侧端上 3 寸，即血海穴上 1 寸。（图 3-110）

【主治】①皮肤瘙痒，风疹，湿疹；②蛔虫病。

【刺灸法】直刺 0.5~1.0 寸；可灸。

（四）膝眼

【定位】正坐或仰卧位，屈膝。在髌韧带两侧凹陷处。在内侧的称内膝

眼，在外侧的称外膝眼。（图 3-109）

【主治】膝肿痛。

【刺灸法】向膝中斜刺 0.5~1.0 寸，或透刺对侧膝眼；可灸。

（五）胆囊

【定位】正坐或侧卧位。在小腿外侧上部，当腓骨小头前下方凹陷处，阳陵泉穴直下 2 寸。（图 3-111）

【主治】①急、慢性胆囊炎，胆石症，胆道蛔虫症；②下肢痿痹。

【刺灸法】直刺 1.0~1.5 寸；可灸。

图 3-111　胆囊穴

（六）阑尾

【定位】正坐或仰卧屈膝。在小腿外侧，当髌韧带外侧凹陷下 5 寸，胫骨前嵴旁开一横指。（图 3-109）

【主治】①急、慢性阑尾炎，消化不良；②下肢痿痹。

【刺灸法】直刺 0.5~1.0 寸；可灸。

（七）内踝尖

【定位】正坐或仰卧位。在足内侧面，内踝的最凸起处。（图 3-110）

【主治】①齿痛，咽喉肿痛；②小腿转筋。

【刺灸法】禁刺；可灸。

图 3-112　八风、气端穴

（八）外踝尖

【定位】正坐或仰卧位。在足外侧面，外踝的最

凸起处。(图 3-111)

【主治】①脚趾拘急，踝关节肿痛；②牙痛。

【刺灸法】禁刺；可灸。

（九）八风

【定位】正坐或仰卧位。在足背侧，第 1~5 趾间，趾蹼缘后方赤白肉际处，一侧 4 穴，左右共 8 穴。(图 3-112)

【主治】①足跗肿痛，足趾麻木；②毒蛇咬伤。

【刺灸法】向上斜刺 0.5~0.8 寸；或三棱针点刺出血；可灸。

（十）独阴

【定位】仰卧位。在足底，第 2 足趾远侧趾间关节横纹的中点。(图 3-113)

【主治】①胸胁痛，卒心痛；②胞衣不下，月经不调；③疝气。

【刺灸法】直刺 0.1~0.2 寸；孕妇禁用；可灸。

（十一）气端

【定位】正坐或仰卧位。在足十趾尖端，距趾甲游离缘 0.1 寸，一侧 5 穴，左右共 10 穴。(图 3-112)

【主治】①足趾麻木，足跗肿痛；②中风。

【刺灸法】直刺 0.1~0.2 寸；或用三棱针点刺出血；可灸。

图 3-113　独阴穴

第四章　刺灸方法

第一节　毫针刺法

一、毫针的结构、规格与检查、保藏

（一）毫针的结构

目前临床所用的毫针多由不锈钢制成，因其具有较高的强度和韧性，针体挺直滑利，能耐高热、防锈，不易被化学物品腐蚀，故目前被临床广泛采用。也有用金、银或合金制成的。毫针的结构分为针尖、针身、针根、针柄、针尾五个部分。针身的尖端锋锐的部分称为针尖，又称针芒；针柄与针尖之间的主体部分称为针

图4-1　毫针的构造、形状

身，又称针体；针身与针柄连接的部分称为针根；针身与针根之后持针着力的部分称为针柄；针柄的末端部分称为针尾。针柄与针尾多用金属丝缠绕，呈螺旋状，或用金属薄片制成管状，根据针柄和针尾的构成和形状不同，毫针分为圈柄针、花柄针、平柄针和管柄针等多种。（图4-1）。

（二）毫针的规格

毫针的规格以针身的长短和粗细来区分。以"mm"为计量单位。目前所用毫针的长短、粗细分别如下表：

表 4-1　毫针长短规格表

寸	0.5	1.0	1.5	2.0	2.5	3.0	3.5	4.0	4.5
mm	15	25	40	50	65	75	90	100	115

表 4-2　毫针粗细规格表

号数	26	27	28	29	30	31	32	33
直径（mm）	0.45	0.42	0.38	0.34	0.32	0.30	0.28	0.26

以上两表所列毫针的不同规格，其中以长短 1~3 寸（25~75mm）、粗细 28~30 号（0.32~0.38mm）规格的毫针最为常用。

（三）毫针的检查

毫针是治病的工具，每次使用前，要对毫针进行检查，以免发生针刺意外和影响疗效。检查时要注意：针尖要端正不偏，光洁度高，形如"松针"，尖而不锐，圆而不钝，无毛钩；针身要光滑挺直，圆正匀称，坚韧而富有弹性，无弯曲、锈蚀、折痕；针根要牢固，无松动、脱落，无剥蚀、伤痕；针柄的金属丝要缠绕均匀、牢固而不松脱或断丝，针柄的长短、粗细要适中，便于持针、运针。

（四）毫针的保藏

除了一次性使用的毫针外，需反复使用的毫针都应注意保养。保养针具是为防止针尖受损、针身弯曲或生锈、污染等。藏针的用具有针盒、针管和针夹等。若用针盒或针夹，可多垫几层消毒纱布，将消毒后的针具，根据毫针的长短，分别插在消毒纱布上，再用消毒纱布敷盖，以免污染，然后将针盒或针夹盖好备用。若用针管，应在针管至针尖的一端，塞上干棉球以防针尖损坏而出现钩曲，然后将针装入，盖好高压消毒后备用。

二、针刺练习

针刺练习，主要是对指力和手法的锻炼。指力是指医者持针之手进针操作的力度。良好的指力是掌握针刺手法的基础，熟练的手法是运用针刺治病的条件。指力和手法必须常练，达到熟练程度后，则可在施术时进针顺利、减少疼痛，行针时补泻手法运用自如。反之，指力不足与手法不熟练，则在施术时难以控制针体，进针困难，痛感明显，动作不协调，影响针刺治疗效果。因此，初学者必须努力练好指力和手法的基本功。

针刺练习的方法，一般分三步进行：

（一）指力练习

主要在纸垫上练习。用松软的纸张，折叠成长 8cm，宽约 5cm，厚 2～3cm 的纸块，用线如"井"字形扎紧，做成纸垫。练针时，左手平执纸垫，右手拇、食、中三指持针柄，如持笔状地持 1.5 寸毫针，使针尖垂直地抵在纸块上，然后右手拇指与食、中指交替捻动针柄，并渐加一定的压力，待针穿透纸垫后另换一处，反复练习。纸垫练习主要是锻炼指力和抢转的基本手法。（图 4-2）。

（二）手法练习

主要在棉团上练习。取棉团一团，用棉线缠绕，外紧内松，做成直径 6～7cm 的圆球，外包白布一层缝制即可练针。练习时，因棉团

图 4-2　指力练习

松软，可以练习提插、捻转、进针、出针等各
种毫针操作手法的模拟动作。作提插练针时，
以执笔式持针，将针刺入棉球，在原处作上提
下插的动作，要求深浅适宜，幅度均匀，针身
垂直（图4-3）。

图4-3　手法练习

针刺手法练习是在指力练习的基础上进行
的，主要有以下几种：

1. 速刺的练习

此法是以左手拇或食指爪切，右手持针，使针尖迅速刺入2~3mm，反复
练习以掌握进针速度，减少疼痛。

2. 捻转的练习

捻转是以右手拇、食、中指持针，刺入后，拇指与食、中指向前、向后
在原处来回抢转。要求捻转的角度均匀，运用灵活，快慢自如。

3. 提插的练习

提插是以右手拇指、食、中指持针，刺入后，在原处作上下提插的动作。
要求提插得深浅适宜，针体垂直无偏斜。练到一定程度，可将三种方法综合
起来练习，使之成为一体。

（三）自身练习

通过纸垫、棉团的模拟练习，掌握了一定的指力和手法后，可以在自己
身上进行试针，以亲身体会指力的强弱、针刺的感觉、行针的手法等。要求
自身练针时，能逐渐做到进针无痛或微痛，针身挺直不弯，刺入顺利，提插、
捻转自如，指力均匀，手法熟练。同时，仔细体会指力与进针、手法与得气
的关系，以及持针手指的感觉和受刺部位的感觉。

三、针刺前的准备

(一) 针具的选择

正确选择针具，能提高疗效和防止医疗事故。针刺前要根据病人的性别、年龄、形体、体质、病情、病变部位，选择长短、粗细适宜的针具。如男性、青壮年、形胖、体壮、病变部位较深者，选择稍长、稍粗的毫针；女性、老年、儿童、形瘦、体弱、病变部位较浅者，选择稍短、稍细的毫针。如腧穴所在部位的皮肉丰厚，选择稍长、稍粗的毫针；反之如腧穴所在部位的皮肉浅薄，选择稍短、稍细的毫针。

(二) 体位的选择

针刺时患者体位的选择，对腧穴的正确定位、针刺的施术操作、提高治疗效果以及防止针刺异常情况等都有重要的意义。选择体位应以医生能正确取穴，方便操作，病人能舒适持久为原则。且尽量采取能暴露针刺处方所选的腧穴的体位。凡体质虚弱、年老、精神过度紧张和初诊者，尽可能选用卧位。注意在针刺和留针过程中，嘱患者不要随意更换体位。临床上针刺常用的体位如下：

1. 仰卧位

适宜于头、面、颈、胸腹及四肢部位的腧穴，如印堂、百会、膻中、中脘、足三里等穴（图4-4）。

图4-4　仰卧位

2. 侧卧位

适宜于侧头、侧胸、侧腹、臀部及四肢外侧等部位的腧穴，如头维、太阳、下关、肩髃、外关、风市、阳陵泉等穴（图4-5）。

图 4-5　侧卧位

3. 俯卧位

适宜于头、项、肩、背、腰骶部及下肢后面、外侧等部位的腧穴，百会、风府、风池、大椎、背俞穴、承扶、委中、悬钟等穴（图4-6）。

图 4-6　俯卧位

4. 仰靠坐位

适宜于前头、面、颈胸上部和上肢部分的腧穴，如上星、印堂、天突、肩髃、曲池等穴（图4-7）。

5. 侧伏坐位

适宜于侧头面、侧颈及耳部的腧穴，如头维、太阳、风池、颊车、听宫等穴（图4-8）。

图 4-7　仰靠坐位　　　　　　图 4-8　侧伏坐位

6. 俯伏坐位

适宜于头、顶、后头、项、肩部的腧穴，如风池、风府、肩井、天宗、背俞穴等穴（图 4-9）。

（三）消毒

针刺治疗前必须严格消毒，消毒包括针具器械的消毒、腧穴部位的消毒和医生手指的消毒。

图 4-9　俯伏坐位

1. 针具器械的消毒

可选择高压蒸气消毒、药物浸泡消毒、煮沸消毒等方法。其中以高压蒸气消毒法为最佳，已被临床广泛应用。

（1）高压蒸气消毒：将毫针等器具用纱布包扎好，或装在试管、针盒里，放在密闭的高压消毒锅内，一般在 1.2kg/cm² 的压力，120℃高温下保持 15 分钟以上，即可达消毒灭菌的目的。

（2）药物消毒：将针具器械放入75%的乙醇内浸泡30分钟，取出用消毒棉球或消毒巾擦干后使用。玻璃器具等可放在 1：1000 的苯扎溴铵溶液内浸泡60~120 分钟。

（3）煮沸消毒：将毫针等应用器械放置清水中，加热待沸腾后，再煮

10~15 分钟，此法简单易行，无须特殊设备，故也常用，但对锋利的金属器械，容易使锋刃变钝。可在水中加入碳酸氢钠使之成为 2% 溶液，可以提高沸点至 120℃，且可减低沸水对器械的腐蚀作用。

直接与毫针接触的针具、镊子等也应该进行消毒，已消毒的毫针必须放在消毒的器具内。此外，对某些特殊疾病宜采用一次性针具。

2. 医者手指消毒

医者的手在针刺前，须先用肥皂水洗刷干净，再用 75% 酒精棉球或 0.5% 的碘伏（碘−聚醇醚溶液）棉球擦拭，方可持针操作。

3. 施术部位消毒

在患者需要针刺的穴位上，用 75% 乙醇棉球擦拭消毒。也可先用 2% 的碘酊涂擦，稍干后再用 75% 的酒精棉球擦拭脱碘。注意应从腧穴部位的中心点向外绕圈擦拭。

四、毫针刺法

（一）进针法

在进行针刺操作时，一般应双手协同操作，紧密配合。《难经·七十八》说："知为针者信其左，不知为针信其右。"《标幽赋》更进一步阐述其义："左手重而多按，欲令气散；右手轻而徐入，不痛之因。"临床上一般用右手持针操作，主要是拇、食、中指夹持针柄，如持笔状（图 4-10），故右手称为"刺手"。左手爪切固定所刺部位腧穴或辅助针身，故称左手为"押手"。

图 4-10　**持针姿势**

刺手的作用是掌握针具，施行手法操作。进针时，运用指力于针尖，而使针刺入皮肤，行针时便于左右捻转、上下提插和弹震刮搓以及出针时的手法操作等。

押手的作用主要是固定腧穴的位置，夹持针身，协助刺手进针，使针身有所依附，保持针身垂直，力达针尖，以利于进针，减少刺痛和协助调节、控制针感。具体的进针方法，临床常用有以下几种：

1. 单手进针法

图 4-11　单手进针法

多用于较短的毫针。用右手拇、食指持针，中指端紧靠穴位，指腹抵住针体中部，当拇、食指向下用力时，中指也随之屈曲，将针刺入，直至所需的深度（图 4-11）。此法三指并用，尤适宜于双穴同时进针。此外，还有用拇、食指夹持针体，中指尖抵触穴位，拇、食指所夹持的针沿中指尖端迅速刺入，不施捻转。针刺入穴位后，中指即离开应针之穴，此时拇、食、中指可随意配合，施行补泻。

2. 双手进针法

（1）指切进针法：又称爪切进针法，用左手拇指或食指端切按在腧穴位置上，右手持针，紧靠左手指甲面将针刺入腧穴（图4-12）。此法适宜于短针的进针。

图 4-12　指切进针法

（2）夹持进针法：或称骈指进针法，即用严格消毒的左手拇、食二指夹住针身下端，将针尖固定在所刺腧穴的皮肤表面位置，右手捻动针柄，将针刺入腧穴（图 4-13）。此法适用于长针的进针。

临床上也有采用插刺进针的，即单用右手拇、食二指夹持针身下端，使针尖露出 2~3 分，对准腧穴的位置，将针迅速刺入腧穴，然后押手配合将针捻转刺入一定深度。

（3）提捏进针法：以左手拇、食二指将所刺腧穴部位的皮肤捏起，右手持针，从捏起部的上端将针刺入。此法主要适用于皮肉浅薄部位的腧穴，如印堂穴（图4-14）。

图4-13　夹持进针法　　　　　　　　　图4-14　提捏进针法

（4）舒张进针法：以左手拇、食二指或食、中二指将所刺腧穴部位的皮肤向两侧撑开，使皮肤绷紧，右手持针，使针从左手拇、食二指或食、中二指的中间刺入。此法适用于皮肤松弛部位的腧穴进针（图4-15）。

图4-15　舒张进针法

3. 针管进针法

将针先插入用玻璃、塑料或金属制成的比针短3分左右的小针管内，放在穴位皮肤上，左手压紧针管，右手食指对准针柄一击，使针尖迅速刺入皮肤，然后将针管去掉，再将针刺入穴内（图4-16）。此法进针不痛，多用于

儿童和惧针者。也有用安装弹簧的特制进针
器进针者。

图4-16　针管进针法

（二）针刺的角度、方向和深度

针刺过程中，掌握正确的针刺方向、角
度和深度，是增强针感、提高疗效、防止意
外事故发生的重要环节。同一腧穴，因针刺的方向、角度和深度不同，所产
生的针感强弱、感传方向和治疗效果常有明显差异。临床上针刺的角度、方
向和深度，主要根据施术腧穴部位、病情需要、患者体质强弱和形体胖瘦等
具体情况而定。

1. 针刺的方向

是指进针时针尖对准的某一方向或部位，一般依经脉循行的方向，腧穴
的部位特点和治疗的需要而定。

（1）依经脉循行定方向：即根据针刺补泻的需要，采用"迎随补泻"手
法时，补法针尖须与经脉循行的方向一致，顺经而刺；泻法针尖须与经脉循
行的方向相反，逆经而刺。

（2）依腧穴定方向：即根据针刺腧穴所在部位的特点，为保证针刺的安
全，某些穴位必须朝向某一特定的方向或部位。如针刺哑门穴时，针尖应朝
向下颌方向缓慢刺入，针刺廉泉穴时，针尖应朝向舌根方向缓慢刺入，针刺
背部某些腧穴，针尖要朝向脊柱等。

（3）依病情定方向：即根据病情的治疗需要，为使针刺的感应达到病变
所在的部位，针刺时针尖应朝向病所，也就是说要达到"气至病所"的目
的，采用行气手法时须依病情决定针刺的方向。

2. 针刺的角度

针刺的角度是指进针时针身与皮肤表面所形成的夹角，主要依腧穴所在

部位的解剖特点和治疗要求而定。一般分为直刺、斜刺和平刺三种（图 4-17）。

图 4-17　针刺角度

（1）直刺：针身与皮肤表面成 90°左右，垂直刺入。适用于人体大部分腧穴。深刺或浅刺均可适用，尤其是肌肉丰厚处的腧穴，如腰、臀、腹及四肢等处的腧穴。

（2）斜刺：针身与皮肤表面成 45°左右，倾斜刺入。适用于骨骼边缘的腧穴，或内有重要脏器不宜直刺深刺的部位，或为避开血管及瘢痕部位而采用此法，如胸背部及关节部等处的腧穴。

（3）平刺：针身与皮肤表面成 15°左右刺入腧穴，又称横刺或沿皮刺。适用于皮肉浅薄处的穴位。如头皮、颜面、胸骨等处的腧穴。有时在施行透穴刺法时，也用这种方法。

3. 针刺的深度

针刺的深度是指针身刺入腧穴的深度。针刺深度的确定以安全且取得针感为原则。在临床操作中，须结合病人的年龄、性别、体质、体型、病位、病性、腧穴部位等因素综合考虑。一般而言，男性、青壮年、体壮、形胖者，宜深刺；女性、老年、儿童、体弱、形瘦者，宜浅刺。病变部位较深者，宜深刺；病变部位较浅者，宜浅刺。表证、阳证、虚证及新病者宜浅刺；里证、阴证、实证及久病者宜深刺；四肢臀腹等皮肉丰厚处，宜深刺；头面胸背部等皮肉浅薄处，宜浅刺。

针刺的方向、角度和深度三者之间有着密切的关系。深刺多用直刺，浅刺多用斜刺或平刺。对于眼部、延髓部、躯干部的腧穴，由于其内有重要器官，必须严格掌握针刺的角度、方向和深度，以免发生意外。

五、行针

行针又名运针，是将针刺入腧穴后，为了使之得气、调节针感和进行补泻而施行的各种针刺手法。包括基本手法和辅助手法两类。

（一）基本手法

1. 提插法

是将针刺入腧穴一定深度后，使针在穴内上提下插的操作方法。针由深层向上退到浅层为提，由浅层向下刺入深层为插（图4-18）。提插法就是提针与插针的综合应用，即反复地上下呈纵向运动的行针手法。使用提插法时，要注意提插时的指力、幅度、频率应均匀一致。一般认为，提插的幅度为3~5分为宜，频率为60次/分钟左右。同时应保持针身垂直，不改变针刺的角度、方向和深度。通常认为行针时提插的幅度大，频率快，刺激量就大；反之，提插的幅度小，频率慢，刺激量就小。

图4-18　提插法

2. 捻 转 法

是将针刺入腧穴一定深度后，以右手拇、食、中三指持住针柄作一前一后、左右交替旋转捻动的动作（图4-19）。使用捻转法时，应注意捻转时的指力、角度、频率应均匀一致。一般捻转的角度以180°~360°为宜，不能单向捻转，否则肌纤维缠绕针身，引起局部疼痛，滞针而致出针困难。一般认为捻转角度大，频率快，其刺激量就大；捻转角度小，频率慢，其刺激量则小。

图4-19　捻转法

以上两种基本手法，既可单独应用，也可相互配合运用，在临床上必须根据患者的具体情况灵活掌握，才能发挥其应有的作用。

（二）辅助手法

行针的辅助手法，是行针基本手法的补充，是为了促使得气和加强针刺感应的操作手法。临床常用的行针辅助手法有以下几种。

1. 循法

是医生用手指沿经脉循行路线，在腧穴的上下部轻轻地按揉的方法（图4-20）。本法能激发经气，促使针后易于得气。

图4-20　循法

2. 刮法

是将针刺入一定深度后，以拇指或食指的指腹抵住针尾，用拇指、食指或中指指甲，由下而上频频刮动针柄的方法（图4-21）。本法在针刺不得气时用之可以激发经气，在已得气时用之可以加强针刺感应的传导与扩散。

3. 弹法

是在针刺留针过程中，以手指轻弹针尾或针柄，使针体轻微震动的方法

（图4-22）。本法有催气、行气
的作用。

4. 摇法

是针刺入一定深度后，手持
针柄轻轻摇动的方法
（图4-23）。其摇法有二，一是
直立针身而摇，以加强得气感
应；二是卧倒针身而摇，使经气
向一定方向传导。

（a）　　　　　　（b）

图4-21　刮法

图4-22　弹法　　　　图4-23　摇法

5. 震颤法

是针刺入一定深度后，小幅度、快频率地提插和捻转，使针体产生轻微
震动的方法。本法可促使得气，增强针刺感应。

毫针行针手法以提插、捻转为基本操作方法，并根据临证情况，选用相
应的辅助手法。如刮法、弹法，可应用于一些不宜施行大角度捻转的腧穴；
摇法、震颤法可用于较为浅表部位的腧穴。通过行气基本手法和辅助手法的
施用，主要促使针后气至或加强针刺感应，以疏通经络、调和气血，达到防
治疾病的目的。

六、得气

得气，古称"气至"，现又称"针感"，是指毫针刺入腧穴一定深度后，施以提插或捻转等行针手法，使针刺部位获得经气感应。针下是否得气，可以从两个方面判断，即患者对针刺的感觉、反应和医者刺手指下的感觉。当针刺入腧穴得气时，患者针刺部位有酸、胀、麻、重等自觉反应，有时还出现热、凉、痒、痛、抽搐、蚁行等感觉，或沿着一定的方向和部位传导和扩散的现象；少数患者还会出现循经性肌肤微微震颤等反应，有时还可见到针刺部位的循经性皮疹带或红、白线状现象。医者的刺手亦能体会到针下沉紧、涩滞或针体颤动等反应。若针刺后未得气，患者则无任何特殊感觉或反应，医者刺手亦感觉到针下空松、虚滑。正如《标幽赋》所说："轻滑慢而未来，沉涩紧而已至……气之至也，如鱼吞钩饵之浮沉；气未至也，如闲处幽堂之深邃。"这可以说是对得气与否所作的最形象的描述。

得气与否以及气至的迟速，关系到针刺的疗效，且可借此判断疾病的预后。《灵枢·九针十二原》说："刺之要，气至而有效。"充分说明得气的重要意义。临床上一般是得气迅速时，疗效较好，得气较慢时效果就差，若不得气时，就可能无治疗效果。《金针赋》也说："气速效速，气迟效迟。"因此，在临床上若刺之而不得气时，就要分析经气不至的原因。或因取穴定位不准确，或为针刺角度有误，深浅失度，对此就应重新调整腧穴的针刺部位、角度、深度。另外应运用催气、候气等方法。

《针灸大成》说："用针之法，以候气为先。"当针下不得气时，需取留针候气的方法等待气至。亦可采用间歇行针，施以提插、捻转等手法，以待气至。留针候气，要有耐心，不可操之过急。所谓催气是通过各种手法，催促经气速至的方法。《神应经》云："用右手大指及食指持针，细细摇动、进退、搓捻，其针如手颤之状，是谓催气。"此外，前面论述的辅助手法，如刮动针柄、弹摇针柄、沿经循摄等法，也都有催气的作用。

当针刺得气后，要注意守气，医者需采取守气方法，守住针下经气，以保持针感持久。《素问·宝命全形论》曰："经气已至，慎守勿失"，《灵枢·小针解》说："上守机者，知守气也……针以得气，密意守气勿失也。"只有守住针下之气，才能使针刺对机体继续发挥调整作用。

七、针刺补泻

针刺补泻是根据《灵枢·经脉》所载"盛则泻之，虚则补之，热则疾之，寒则留之，陷下则灸之。"这一针灸治病的基本理论原则而确立的两种不同的治疗方法。补法，是泛指能鼓舞人体正气，使低下的功能恢复旺盛的方法；泻法，是泛指能疏泄病邪，使亢进的功能恢复正常的方法。针刺补泻就是通过针刺腧穴，采用适当的手法激发经气以补益正气、疏泄病邪而调节人体脏腑经络功能，促使阴阳平衡而恢复健康的方法。

（一）单式补泻手法

1. 基本补泻手法

（1）捻转补泻：针下得气后，捻转角度小，用力轻，频率慢，操作时间短者为补法；捻转角度大，用力重，频率快，操作时间长者为泻法。拇食指捻转时，补法须以大指向前，食指向后，左转为主；泻法须以大指向后，食指向前，右转为主。

（2）提插补泻：针下得气后，先浅后深，重插轻提，提插幅度小，频率慢，操作时间短者为补法；先深后浅，轻插重提，提插幅度大，频率快，操作时间长者为泻法。

2. 其他补泻

（1）疾徐补泻：又称徐疾补泻。进针时徐徐刺入，少捻转，疾速出针者为补法；进针时疾速刺入，多捻转，徐徐出针者为泻法。

（2）迎随补泻：进针时针尖随着经脉循行去的方向刺入为补法，针尖迎着经脉循行来的方向刺入为泻法。

（3）呼吸补泻：病人呼气时进针，吸气时出针为补法；吸气时进针，呼气时出针为泻法。

（4）开阖补泻：出针后迅速按针孔为补法；出针时摇大针孔而不按为泻法。

（5）平补平泻：进针得气后均匀地提插、捻转后即可出针。

（二）复式补泻手法

复式补泻手法，是单式补泻手法的综合应用，也可以说是由单式补泻手法进一步组合而成，即将操作形式完全不同、而其作用相同的手法结合在一起，来达到补泻目的的操作方法。常用的有烧山火、透天凉两种。

1. 烧山火

视穴位的可刺深度分为浅、中、深三层（天、地、人三部），先浅后深，每层依次各紧按慢提（或用捻转补法）九数，然后退至浅层，称为一度。如此反复操作数度，即将针按至深层留针。在操作过程中，可配合呼吸补泻法中的补法。多用于治疗冷搏顽麻、虚寒性疾病等。

2. 透天凉

方法是针刺入后直插深层，按深、中、浅的顺序，在每一层中紧提慢按（或捻转泻法）六数，然后插针至深层，称为一度。如此反复操作数度，将针紧提至天部留针。在操作过程中，可配合呼吸补泻法中的泻法。多用于治疗热痹、急性痈肿等实热性疾病。

（三）影响针刺补泻效应的因素

针刺补泻效果的产生，主要取决于以下三个方面：

1. 机体的功能状态

人体在不同的病理状态下，针刺可以产生不同的作用。当机体处于疲惫状态而呈虚证时，针刺可以起到补虚的作用；当机体处于邪盛而呈实证时，针刺又可以产生泻邪的作用。例如，胃肠功能亢进而痉挛疼痛时，针刺可解痉止痛；胃肠功能抑制而蠕动缓慢、腹胀纳呆时，针刺可加强胃肠蠕动，提高消化功能，消除腹胀、增进食欲。临床实践和实验研究表明，针刺之时机体的功能状态是产生针刺补泻效果的主要因素。

2. 腧穴特性

腧穴的作用不仅具有普遍性，而且还具有相对的特异性，即有的腧穴擅于补虚，有的腧穴擅于泻实。如足三里、关元、气海、膏肓等具有强壮作用，多用于补虚；如委中、十宣、十二井等具有泻邪作用，多用于泻实。临床必须结合腧穴作用的相对特异性，才能产生针刺补泻的效果。

3. 针具及手法等因素

针刺补泻的效果与使用的针具粗细、长短，刺入的角度、深度，行针时的手法等因素有直接关系。一般来说，粗毫针用的指力要重，刺激量大；细毫针用的指力较轻，刺激量就小。毫针刺入腧穴的角度、深度不同，其刺激的轻重程度也不同，提插幅度大、捻转角度大、频率快者，其刺激量就大。反之，刺激量就小。

八、留针法

当行针得气并施以补泻手法后，将针留置在穴内称为留针。留针也是毫针刺法的一个重要环节，对于提高针刺疗效有重要意义。通过留针可以加强针刺感应和延长刺激作用，还可以起到候气和调气的目的。

留针分为静留针和动留针两种。针下得气后，让毫针留在穴内静止不动，不再施用手法，到时出针者，称为静留针。针下得气后，让毫针留在穴内，间歇性地行针者，称为动留针。

针刺得气后，留针与否以及留针时间的长短，应根据病人的病情、体质、腧穴部位等而定。一般病证只要针下得气而施以适当的补泻手法后，即可出针，或留针 10～20 分钟。对一些特殊病证，如慢性、顽固性、痉挛性等病证，可适当延长留针时间。如某些急腹症、破伤风、角弓反张等病证，必要时可留针数小时。而昏厥、休克、虚脱者不宜久留针，以免贻误病情。对不合作的小儿、惧针者，也不宜留针。

九、出针法

出针时，一般用左手拇指和食指固定腧穴周围的皮肤，右手持针轻轻捻动退至皮下，然后将针起出。除特殊需要外，出针后一般用消毒干棉球按压针孔，以防出血。如用"徐疾""开阖"补泻时，应按其各自的操作要求将针起出。出针后，病人休息片刻，方可活动。出针后针孔不要立即接触水和污染品。医生应注意检查、核对针数，以防遗漏。

十、针刺异常情况的处理与预防

针刺治疗虽然比较安全，但如操作不慎，疏忽大意，或犯刺禁，或针刺手法不当，或对人体解剖部位缺乏全面了解，在临床上有时也会出现一些不应有的异常情况。常见者有以下几种：

（一）晕针

晕针，是指针刺过程中患者发生晕厥的现象。这是可以避免的，医者应该注意防止。

1. 原因

病人精神紧张，或素体虚弱，或饥饿、劳累、大汗后、大吐后、大泻后、大出血后，或体位不当，或医生手法过重等。多见于初针病人。晕针的直接原因是脑部暂时缺血。

2. 表现

患者突然出现头晕目眩，精神疲倦，恶心欲吐，面色苍白，心慌气短，冷汗，脉细弱；甚则突然晕厥，不省人事，血压下降，四肢厥冷，唇甲青紫，脉微欲绝等。

3. 处理

停止针刺，迅速出针，使病人平卧，头部稍低，松解衣带、注意保暖。轻者静卧片刻，给饮温开水或糖水，即可恢复。如未能缓解或晕厥者，可用手指掐或针刺人中、素髎、涌泉、内关、足三里等，灸百会、气海、关元、神阙等，必要时应配用西医急救措施。

4. 预防

对初次接受针刺者，要做好解释工作，以防精神紧张；尽量采取卧位；对体质虚弱或老年病人，取穴宜精，手法宜轻，宜少留针；对过累、过饥、过渴者，应令其休息、进食、饮水后，再予针刺。医生在针刺时，要密切观察，及时发现，及时处理。

(二) 滞针

滞针，是指在行针时或留针后医者感觉针下滞涩，捻转、提插、出针均感困难而病人感觉剧痛的现象。

1. 原因

病人精神紧张，当针刺入腧穴后，局部肌肉强烈收缩；或医生单向捻转太过，肌纤维缠绕针身，引起滞针。

2. 表现

针在体内抢转不动，提插、捻转、出针均感困难；勉强捻转、提插时，则病人感觉疼痛较剧。

3. 处理

根据引起滞针的不同原因，分别处理。因精神紧张，肌肉痉挛者，可嘱其放松，或按摩其局部肌肉，或延长留针时间，或在别处另刺一针。因单向捻转，肌纤维缠绕针身者，可向相反方向捻转。注意切忌强力硬拔。

4. 预防

对精神紧张者，应先做好解释工作，消除病人的紧张情绪。注意行针的操作手法，避免单向捻转，防止肌纤维缠绕针身。

（三）弯针

弯针，是指进针时或将针刺入腧穴后，针身在体内形成弯曲的现象。

1. 原因

医生进针手法不熟练，用力过猛、过速，以致针尖碰到坚硬组织；或病人在针刺或留针时移动体位；或因针柄受到某种外力压迫、碰击等，均可造成弯针。

2. 表现

针柄改变了原来的方向和角度，并且提插、捻转和出针均感困难，局部有疼痛感。

3. 处理

如针身轻微弯曲，应慢慢将针起出；如针身弯曲较甚，应顺着弯曲方向将针起出；如因病人移动体位所致，应嘱咐病人恢复原来的体位，放松局部肌肉，将针缓缓起出。弯针时切忌猛拔，以防断针。

4. 预防

医生进针手法应熟练，指力应均匀，并避免进针过速、过猛。选择适当体位，在留针过程中，嘱病人不要随意更动体位。注意保护针刺部位，防止针柄受到碰撞和压迫。

（四）断针

断针，又称折针，是指针体折断在人体内。若能术前做好针具的检修和施术时加以应有的注意，是可以避免的。

1. 原因

针具质量欠佳，针身或针根有损伤剥蚀，进针前疏于检查；或针刺时将针身全部刺入腧穴；或行针时强力提插、捻转，肌肉猛烈收缩；或留针时病人随意更换体位，弯针和滞针未能及时处理等，均可造成断针。

2. 表现

残端部分针身尚露于皮肤外，或残端全部没入皮肤之下。

3. 处理

发现断针后，医生要冷静，嘱病人切勿变动体位，以防残端向肌肉深部陷入。若残端部分露于皮肤外时，可用手指或镊子将针起出；若残端与皮肤相平或稍凹陷于皮肤时，可用左手拇、食二指垂直向下挤压针孔两旁，使残端暴露体外，右手持镊子将针取出；若残端完全深入皮下或肌肉深层时，应在 X 线下定位，手术取出。

4. 预防

应认真仔细地检查针具，剔除不符合质量要求的针具。避免过猛、过强的行针。嘱咐患者不要随意更换体位，亦不宜将针身全部刺入腧穴，应留部分针身在体外。正确处理滞针、弯针，不可强行硬拔。

（五）血肿

血肿，是指针刺部位出现皮下出血而引起的肿痛现象。

1. 原因

针尖带钩，使皮肉受损，或刺伤血管，或出针时没有及时按压针孔所致。

2. 表现

出针后，针刺部位肿胀疼痛，继则皮肤呈青紫色。

3. 处理

若微量出血，局部小块青紫时，一般不必处理，可自行消退；若青紫面积较大，肿胀疼痛较剧时，可先冷敷止血后，再作热敷，以促使局部瘀血消散、吸收。

4. 预防

针前应仔细检查针具，熟悉腧穴的解剖，避开血管针刺，注意手法不宜过重，切忌强力捣针，出针时应立即用消毒干棉球按压针孔。

（六）刺伤重要器官

1. 针刺性气胸

（1）原因：针刺胸背部腧穴时，针刺过深或方向不当，刺破肺组织，使气体进入胸腔内所致。

（2）表现：轻者胸闷、心慌、呼吸不畅；重者伴有呼吸困难、口唇紫绀、出汗、心率加速、血压下降等，甚则休克。患侧胸部叩诊时呈过度反响，听诊呼吸音明显减弱或消失，严重者气管向健侧移位，X 线检查可以确诊。

（3）处理：停止针刺，出针，采取半卧位休息，切勿反转体位。胸腔进入空气少者，可自行吸收。同时要密切观察病情，随时对症处理，如给予镇咳、消炎药物。对严重者应组织抢救，如胸穿排气减压、少量慢速输氧等。

（4）预防：凡针刺背部第 10 胸椎以上、侧胸部第 8 肋骨以上、前胸部第 6 肋骨以上、锁骨上窝部的腧穴时，必须思想集中，选择适当体位，严格掌握进针角度、深度。提插幅度不宜过大，胸背部腧穴可采用斜刺或横刺。对于肺气肿患者针刺胸背时更应特别谨慎。

2. 刺伤重要内脏

（1）原因：缺乏解剖学、腧穴学的知识，对腧穴和脏器的部位不熟悉，加之针刺过深，或提插幅度过大，造成相应内脏损伤。

（2）表现：刺伤肝、脾时，可引起内出血，肝区或脾区疼痛，有的可向背部放射。如出血量多，腹腔聚血过多，会出现腹痛、腹肌紧张，并有压痛及反跳痛等急腹症症状。刺伤心脏时，轻者可出现强烈刺痛，重者剧烈撕裂痛，可引起心外射血，导致休克等危重情况。刺伤肾脏，可出现腰痛、肾区叩击痛、血尿，严重时血压下降、休克等。刺伤胆囊、膀胱、胃、肠等空腔脏器时，可引起疼痛、腹膜刺激征或急腹症等症状。

（3）处理：损伤轻者，卧床休息一段时间后，一般即可自愈。如损伤较重，或继续有出血倾向者，应加用止血药，或局部作冷敷止血处理，并加强观察，注意病情及血压变化。若损伤严重，出血较多，出现休克时，则必须迅速进行输血等急救措施。

（4）预防：熟悉穴位局部解剖结构。针刺胸腹、腰背部的腧穴时，应掌握针刺的方向、角度和深度，避免大幅度行针。

3. 刺伤脑髓和脊髓

（1）原因：针刺项部腧穴，如风府、哑门、大椎、风池，或背腰部正中线棘突间腧穴和华佗夹脊穴时，若针刺方向、角度不当，或针刺过深，手法太强，可伤及延髓或脊髓，造成严重后果。

（2）表现：如误伤延髓时，可出现头痛、恶心、呕吐、呼吸困难、休克和神志昏迷等。如误伤脊髓时，可出现触电样感觉向肢端放射，甚至引起暂时性肢体瘫痪，危及生命。

（3）处理：及时出针。轻者，需安静休息，经过一段时间后，可自行恢复。重者则应结合神经外科等科室，进行及时抢救。

（4）预防：针刺风府、哑门等项部腧穴时，不可向上斜刺，不可深刺；如针刺悬枢穴以上的督脉腧穴及华佗夹脊穴，不可深刺，大幅度提插。

十一、针刺注意事项

（1）患者紧张、饥饿、疲劳时，不宜立即针刺；患者素体虚弱、气血不足时，针刺手法不宜过重，并尽量采用卧位。

（2）孕妇不宜针刺腹部、腰骶部腧穴，以及合谷、三阴交、昆仑、至阴等通经活血的腧穴。妇女行经时，若非为了调经，亦应禁针以上穴位。

（3）小儿囟门未闭合时，头顶部的腧穴不宜针刺。

（4）常有自发性出血或损伤后出血不止的患者，不宜针刺。

（5）皮肤有感染、溃疡、瘢痕或肿瘤的部位，不宜针刺。

（6）对胸、胁、腰、背脏腑所居之处的腧穴，不宜直刺、深刺，肝脾肿大、肺气肿患者更应注意。

（7）针刺眼区穴和项部的风府、哑门等穴以及脊椎部的腧穴，要注意掌握一定的角度，不宜大幅度地提插、抢转和长时间留针，以免伤及重要组织器官，产生严重的不良后果。

（8）对尿潴留等患者在针刺小腹部的腧穴时，也应掌握适当的针刺方向、角度、深度等，以免误伤膀胱等器官，出现意外事故。

第二节　灸　法

　　灸，灼烧的意思。灸法是以艾绒或其他药物为材料，点燃后置于穴位或体表其他部位烧灼、温熨，借灸火的热力给人体以温热性刺激，通过经络腧穴的作用，达到防治疾病目的的一种方法。《医学入门·针灸》载："凡病药之不及，针之不到，必须灸之。"说明灸法有其独特的疗效。

　　施灸的材料很多，但以艾叶制成的艾绒作为主要灸料。艾叶气味芳香，辛温味舍，容易燃烧，火力温和，故为施灸佳料。《名医别录》载："艾味苦，微温，无毒，主灸百病。"选用干燥的艾叶，捣制后除去杂质，即可制成纯净细软的艾绒，晒干贮藏，以备应用。《孟子·离娄篇》有："七年之病，求三年之艾"之说。

一、灸法的作用

（一）温经散寒

　　《素问·异法方宜论》记载："脏寒生满病，其治宜灸焫。"可见灸法具有温经散寒的功能。临床上常用于治疗寒凝血滞、经络痹阻所引起的寒湿痹痛、痛经、经闭、胃脘痛、寒疝腹痛、泄泻、痢疾等。

（二）扶阳固脱

　　《扁鹊心书》记载："真气虚则人病，真气脱则人死，保命之法，灼艾第一。"《伤寒杂病论·辨厥阴病脉证并治》云："下利，手足逆冷，无脉者，灸之。"可见阳气下陷或欲脱之危证，皆可用灸法，以扶助虚脱之阳气。临床上多用于治疗脱证和中气不足、阳气下陷而引起的遗尿、脱肛、阴挺、崩漏、带下、久泻、痰饮等。

（三）消瘀散结

《灵枢·刺节真邪》记载："脉中之血，凝而留止，弗之火调，弗能取之。"气为血帅，血随气行，气得温则行，气行则血亦行。灸能使气机通畅，营卫调和，故瘀结自散。所以临床常用于治疗气血凝滞之疾，如乳痈初起、瘰疬、瘿瘤等。

（四）防病保健

《诸病源候论·小儿杂病诸疾》记载："河洛间土地多寒，儿喜病惊。其俗生儿三日，喜逆灸以防之，又灸以防噤。"《扁鹊心书·须识扶阳》说："人于无病时，常灸关元、气海、命门、中脘，虽未得长生，亦可保百年寿也。"《医说·针灸》也说："若要安，三里莫要干。"说明艾灸足三里有防病保健作用，今人称之为"保健灸"，也就是说无病施灸，可以激发人体的正气，增强抗病的能力，使人精力充沛，长寿不衰。

（五）引热外行

《医学入门》云："热者灸之，引郁热之气外发"。艾火的热力能使皮肤腠理开放，毛窍畅通，从而引热外行。灸法可用于某些热性病，如疖肿、丹毒、带状疱疹等。对骨蒸潮热、虚劳咳喘等阴虚发热也可使用灸法治疗。

二、灸法的种类

灸法的种类很多，常用灸法如图 4-24 所示。

图 4-24　灸法种类

（一）艾灸

1. 艾炷灸

艾炷灸是将纯净的艾绒放在平板上，用手搓捏成大小不等的圆锥形艾炷，置于施灸部位点燃而防治疾病的方法。艾炷的大小常分为三种规格（图 4-25），小炷如麦粒大；中炷如黄豆大；大炷如蚕豆大。每燃烧完一个艾炷，称之为一壮。艾炷灸可分为直接灸和间接灸两种。

（1）直接灸：是将大小适宜的艾炷，直接放在皮肤上施灸的方法（图 4-26）。根据灸后对皮肤刺激程度的不同，分为瘢痕灸和无瘢痕灸两种。施灸时需将皮肤烧伤化脓，愈后留有瘢痕者，称为瘢痕灸；若不使皮肤烧伤化脓，不留瘢痕者，称为无瘢痕灸。

图 4-25　艾炷灸　　　　　　　图 4-26 直接灸

①瘢痕灸：又名化脓灸。施灸时先将所灸腧穴部位涂以少量的大蒜汁，以增强黏附和刺激作用，然后将大小适宜的艾炷置于腧穴上，从上端点燃，烧近皮肤时患者有灼痛感，可用手在施灸腧穴周围轻轻拍打，借以缓解疼痛。每壮艾炷必须燃尽，除去灰烬后，方可继续易炷再灸，可灸 7~9 壮。在正常情况下，灸后 1 周左右，施灸部位化脓形成灸疮，5~6 周，灸疮自行痊愈，结痂脱落后留下瘢痕。因此，施灸前必须征求患者同意合作后方可使用本法。临床上常用于治疗哮喘、肺痨、瘰疬等慢性顽疾。对身体过于虚弱，或有皮肤病、糖尿病的患者不宜使用此法。

②无瘢痕灸：又称非化脓灸。施灸时先在所灸腧穴部位涂以少量的凡士林，以使艾炷便于黏附，然后将大小适宜的艾炷，置于腧穴上点燃施灸，当艾炷燃剩 2/5 或 1/4 而患者感到微有灼痛时，即可易炷再灸，一般灸 3~7 壮，以局部皮肤出现红晕而不起疱为度。因其皮肤无灼伤，故灸后不化脓，不留瘢痕。一般虚寒性疾患均可采用此法。

图 4-27　间接灸

（2）间接灸：是指用药物或其他材料将艾炷与施灸腧穴部位的皮肤隔开灸的方法，故又称隔物灸（图 4-27）。治疗时，发挥了艾灸和药物的双重作用，从而有特殊的效果。间接灸所用间隔药物或材料很多，如以生姜间隔者，称隔姜灸；用食盐间隔者，称隔盐灸；以附子饼间隔者，称隔附子饼灸。

①隔姜灸：将鲜姜切成直径2~3cm，厚0.2~0.3cm的薄片，中间以针刺数孔，将姜片置于施灸的部位，再将艾炷放在姜片上点燃施灸。当艾炷燃尽，再易炷再灸。一般灸5~10壮，以使皮肤红润而不起疱为度。在施灸过程中，若患者感到皮肤灼痛，可将姜片向上提起，或缓慢移动姜片。此法具有温胃止呕、散寒止痛的作用。常用于因寒而致的呕吐、腹痛以及风寒痹痛等病症。

②隔蒜灸：用鲜大蒜头，切成厚0.2~0.3cm的薄片，中间以针刺数孔（捣成蒜泥亦可），置于应灸腧穴或患处，然后将艾炷放在蒜片上，点燃施灸。待艾炷燃尽，易炷再灸，一般灸5~7壮。此法有清热解毒、杀虫等作用。多用于治疗瘰疬、肺痨及初起的肿疡等病症。

③隔盐灸：又称神阙灸，本法只适于脐部。用干燥的食盐填敷于脐部，或于盐上再置一薄姜片，上置艾炷施灸。此法具有回阳、救逆、回脱之力，但须连续施灸，不拘壮数，以期脉起、肢温、证候改善。临床上多用于治疗伤寒阴证或吐泻并作、中风脱证等病症。

④隔附子饼灸：将附子研成粉末，用黄酒调和做成直径约3cm，厚约0.8cm的附子饼，中间以针刺数孔，放在应灸腧穴或患处，上面再放艾炷施灸，直至皮肤出现红晕为度。多用于治疗命门火衰而致的阳痿、早泄或疮疡久溃不敛等病症。

2. 艾条灸

即用特制的艾条进行施灸的方法。如在艾绒中加入辛温芳香的药物制成药艾条施灸，称为药条灸。

艾条灸可分为悬起灸和实按灸两种方式。

（1）悬起灸：施灸时将艾条悬放在

图4-28　温和灸

距离穴位皮肤 2~3cm 处进行熏烤，不使艾条点燃端直接接触皮肤，称为悬起灸。悬起灸根据实际操作方法不同，分为温和灸、雀啄灸和回旋灸。

①温和灸：施灸时将艾条的一端点燃，对准应灸的腧穴部位或患处，距皮肤 2~3cm 进行熏烤（图 4-28），使患者局部有温热感而无灼痛为宜，一般每处灸 10~15 分钟，至皮肤出现红晕为度。对于昏厥、局部知觉迟钝的患者，医者可将中、食二指置于施灸部位两侧，通过医者手指的感觉来测知患者局部的受热程度，以便随时调节施灸的距离和防止烫伤。

②雀啄灸：施灸时，将艾条点燃的一端与施灸部位的皮肤并不固定在一定距离，而是像鸟雀啄食一样，一上一下移动地施灸（图 4-29）。

③回旋灸：施灸时，艾条点燃的一端与施灸部位的皮肤虽然有一定距离，但不固定，而是向左右方向均匀地移动或反复旋转地施灸（图 4-30）。

图 4-29　雀啄灸　　　　　　　　　　　　图 4-30　回旋灸

以上诸法对一般应灸的病证均可采用，但温和灸多用于灸治慢性病，雀啄灸、回旋灸多用于灸治急性病。

（2）实按灸：将点燃的艾条隔布或隔绵纸数层实按在穴位上，使热力透达深部，火灭热减后重新点火按灸，称为实按灸。常用的实按灸有太乙针灸和雷火针灸。

①太乙针灸：用纯净细软的艾绒 150g 平铺在 40cm 见方的桑皮纸上。将人参 125g，穿山甲 250g，山羊血 90g，千年健 500g，钻地风 300g，肉桂 500g，小茴香 500g，苍术 500g，甘草 1000g，防风 2000g，麝香少许，共为细末，取

药末 24g 掺入艾绒内，紧卷成爆竹状，外用鸡蛋清封固，阴干后备用。

施灸时，将太乙针的一端烧着，用布 7 层包裹其烧着的一端，立即紧按于应灸的腧穴或患处，进行灸熨，针冷则再燃再熨。如此反复灸熨 7~10 次为度，此法治疗风寒湿痹、肢体顽麻、痿弱无力、半身不遂等均有效。

②雷火针灸：其制作方法与"太乙针灸"相同，唯药物处方有异，方用纯净细软的艾绒 125g，沉香、乳香、羌活、干姜、穿山甲各 9g，麝香少许，共为细末。

施灸方法与"太乙针灸"相同。《针灸大成·雷火针法》载："治闪挫诸骨间痛，及寒湿气痛而畏刺者。"临床上除治上证外，大体与"太乙针灸"主治相同。

3. 温针灸

温针灸是针刺与艾灸结合的一种方法，适用于既需要留针而又需施灸的病证。操作方法是：针刺得气后，将针留在一定的深度，将纯净细软的艾绒捏在针尾上，或用一段长 2cm 左右的艾条插在针柄上，点燃施灸（图 4-31）。待艾绒或艾

图 4-31　温针灸

条烧完后除去灰烬，将针起出。为防艾火落下来烧伤皮肤，灸时嘱患者不要移动体位，并在施灸的下方垫一硬纸片，这样较为安全。此法是一种简便易行的针灸并用方法，值得推广。

4. 温灸器灸

温灸器又名灸疗器，是一种专门用于施灸的器具，用温灸器施灸的方法称温灸器灸。临床常用的有温灸盒和温灸筒（图 4-32、图 4-33）。施灸时，将艾绒或加掺药物装入温灸器的小筒，点燃后，将温灸器之盖扣好，即可置于腧穴或应灸部位进行熨灸，直到所灸部位的皮肤红润为度。有调和气血、温中散寒的作用，一般需要灸治者均可采用，对小儿、妇女及畏惧灸治者最

为适宜。

图4-32　温灸盒　　　　　　　　　　图4-33　温灸筒

（二）其他灸法

1. 灯火灸

是用灯芯草蘸油点燃，在患者身体上焠烫的方法，又名"灯草灸""油捻灸""十三元宵火""神灯照"，是民间沿用已久的简便灸法。方法是用灯芯草一根，蘸麻油少许，点燃后用快速动作对准穴位点灸，当听到"叽"的一声迅速离开，如无爆炸之声可重复一次。具有疏风解表、行气化痰、清神止搐等作用，多用于治疗小儿疬腮、小儿脐风和胃痛、腹痛、痧胀等病证。

2. 天灸

又称药物灸、发泡灸，是用对皮肤有刺激性的药物，涂敷于穴位或患处，使局部充血、起泡，如灸疮，故名天灸。所用药物多是单味中药，也有用复方，其常用的有白芥子、蒜泥、斑蝥等。

（1）白芥子灸：将白芥子研成细末，用水调和，敷贴于腧穴或患处。利用其较强的刺激作用，敷后促使发泡，达到治疗目的。一般可用于治疗关节痹痛、口眼㖞斜，或配合其他药物治疗哮喘等症。

（2）蒜泥灸：将大蒜捣烂如泥，取3~5g贴敷于穴位上，敷灸1~3h，以局部皮肤发痒发红起泡为度。如敷涌泉穴治疗咯血、衄血，敷合谷穴治疗扁桃体炎，敷鱼际穴治疗喉痹等。

（3）斑蝥灸：将芫青科昆虫南方大斑蝥或黄黑小斑蜜的干燥全虫研末，用醋或甘油、酒精等调和。使用时先取胶皮一块，中间剪一小孔，如黄豆大，贴在施灸穴位上，以暴露穴位并保护周围皮肤，将斑蝥粉少许置于孔中，上面再贴一层胶布固定即可，以局部起泡为度。可治疗癣痒等。

三、灸法的注意事项

（一）施灸的先后顺序

古人对施灸的先后顺序有明确的要求。《备急千金要方·针灸上》记载："凡灸当先阳后阴，先上后下，先少后多"。临床上一般是先灸上部，后灸下部，先灸阳部，后灸阴部，壮数是先少后多，艾炷是先小后大。但在特殊情况下，则可酌情而施。如脱肛时，即可先灸长强以收肛，后灸百会以举陷。因此，不可过于拘泥。

（二）施灸的补泻方法

艾灸的补泻，始载于《内经》。《灵枢·背腧》说："以火补者，毋吹其火，须自灭也。以火泻者，疾吹其火，传其艾，须其火灭也。"这是古人对施灸补泻操作方法的具体载述。《针灸大成·艾灸补泻》也记载："以火补者，毋吹其火，须待自灭，即按其穴。以火泻者，速吹其火，开其穴也。"在临床上可根据患者的具体情况，结合腧穴性能，酌情运用。

（三）施灸的禁忌

（1）对颜面、五官和有大血管的部位以及关节活动部位，不宜采用瘢痕灸。

（2）某些传染病、高热、昏迷、抽风期间，或身体极度衰竭、极度疲劳、过饥、过饱、酒醉、大汗淋漓、情绪不稳等禁灸。

（3）孕妇的腹部和腰骶部也不宜施灸。

（四）灸后的处理

施灸后，局部皮肤出现微红灼热，属于正常现象，无须处理。如因施灸过量，时间过长，局部出现小水泡，只要注意不擦破，可任其自然吸收。如水泡较大，可用消毒的毫针刺破水泡，放出水液，或用注射针抽出水液，再涂以龙胆紫，并以纱布包敷。如用化脓灸者，在灸疮化脓期间，要注意适当休息，加强营养，保持局部清洁，并可用敷料保护灸疮，以防污染，待其自然愈合。如处理不当，灸疮脓液呈黄绿色或有渗血现象者，可用消炎药膏或玉红膏涂敷。

此外，施灸时应防止艾火烧伤皮肤或衣物。用过的艾条、太乙针等，应装入小口玻璃瓶或筒内，以防复燃。

第三节　拔罐法

拔罐法古称角法，又称吸筒法，是一种以罐为工具，利用燃烧、抽气等方法排出罐内空气，造成负压，使罐吸附于腧穴或应拔部位的体表，产生刺激，使局部皮肤充血、瘀血，以达到防治疾病目的的一种方法。

一、罐的种类

罐的种类很多，目前临床上常用的有竹罐、陶罐、玻璃罐和抽气罐等。

（一）玻璃罐

用耐热的玻璃制成，形如球状，肚大口小，口边外翻（图4-34），有大、中、小三种型号。优点是质地透明，可以看见罐内皮肤瘀血、出血等情况，

便于随时掌握。缺点是容易破碎。临床较普
遍使用。

图 4-34　常用罐

（二）竹罐

将直径 3~6cm 的细毛竹截成长 6~10cm
的竹筒，一端留节作底，另一端做罐口，制
成壁厚 2~3mm，中间呈腰鼓形的竹罐（图 4-34）。其取材容易、轻巧价廉，
不易破碎；缺点是容易燥裂、漏气。在民间应用较广。

（三）陶罐

用陶土烧制而成，罐的两端较小，中间略向外凸出，状如瓷鼓，底平，
口径大小不一，口径小者较短，口径大者略长。这种罐的特点是吸力大，但
质地较重，容易摔碎损坏，现临床极少使用（图 4-34）。

（四）抽气罐

抽气罐用玻璃或塑料制成，将抽气唧筒与罐嘴对接，将罐扣于体表，抽
拉唧筒至适宜的负压；有橡皮排气球抽气罐，挤压排气球，将气体排出；有
电动抽气罐，其负压大小可以调节，且可连接测压表，随时观察罐内负压。
抽气罐易于掌握，避免烫伤。缺点是无火罐的温热刺激。

（五）代用罐

杯子、小口碗及玻璃罐头瓶等，只要瓶口光滑，无破损，均可使用。

二、操作方法

（一）吸拔方法

拔罐的方法有多种，可分为火罐法、水罐法、抽气罐法，其操作如下。

1. 火罐法

利用燃烧时火的热力排出罐内空气，形成负压，将罐吸在皮肤上。具体操作有以下几种：

（1）闪火法：用镊子夹95%乙醇棉球，点燃后，在罐内中段绕一圈抽出，迅速将罐扣在应拔的部位上，即可吸附（图4-35）。此法因罐内无火，比较安全，是最常用的拔罐方法。但须注意的是点燃的乙醇棉球切勿将罐口烧热，以免烫伤皮肤。

图4-35　闪火法　　　　　　　　　　　　图4-36　投火法

（2）贴棉法：用2cm左右的95%乙醇棉花一小方块，贴在罐内壁的下1/3处，以火点燃后，迅速扣在应拔的部位上，即可吸住。注意棉花不可太大、太厚，蘸乙醇不可太多。此法易于掌握，适用于初学者。

（3）投火法：将易燃纸片点燃后投入罐内，不等纸片烧完叩在应拔部位上，即可吸附（图 4-36）。注意将纸条投入罐内时，未燃的一端应向下。此法民间多用。

（4）架火法：用一不易燃烧和传热的物体，如小瓶盖等（其直径要小于罐口），放在应拔的部位上，上置小块 95% 乙醇棉球，点燃后迅速将罐子扣上，这种方法须注意吸附力也较强。

（5）滴酒法：在火罐内滴入 95% 乙醇 1~3 滴，翻倒之使其均匀地布于罐壁，然后点火燃着，迅速将罐子扣在应拔的部位上。这种方法须注意滴入乙醇要适量，如过少不易燃着，若过多则淌下会灼伤皮肤。

2. 水吸法

水吸法是利用沸水排出罐内空气，形成负压，使罐吸附在皮肤上的方法。此法一般选用竹罐。选用 5~10 枚完好无损的竹罐，放在锅内，加水煮沸，然后用镊子将罐口朝下夹出，迅速用凉毛巾紧扪罐口，立即将罐扣在应拔部位，即能吸附在皮肤上。可根据病情需要在锅中放入适量的祛风活血药物，如羌活、独活、当归、红花、麻黄、艾叶、川椒、木瓜、川乌、草乌等，即称药罐法。

图 4-37　抽气罐法

3. 抽气法

此法先将抽气罐的瓶底紧扣在穴位上，用注射器或抽气筒通过橡皮塞抽出罐内空气，使其产生负压，即能吸住。（图 4-37）。

以上各种方法，一般留罐 10~15 分钟，待施术皮肤充血、瘀血时，将罐取下。若罐大吸拔力强时，可适当缩短留罐的时间，以免起泡。

（二）运用方法

临床拔罐时，可根据不同的病情需要，运用不同的方法。常用的拔罐法

有以下几种:

1. 留罐法

又称坐罐法,即将罐吸附在体表后,使罐子吸拔留置于施术部位 10~15 分钟,然后将罐起下。此法是常用的一种方法,一般疾病均可应用,而且单罐、多罐皆可应用。

2. 走罐法

亦称推罐法,即拔罐时先在所拔部位的皮肤或罐口上,涂一层凡士林、液体石蜡等润滑剂,再将罐拔住。然后,医者用手握住罐底,稍倾斜,后半边着力,前半边略提起,慢慢向前推动,这样在皮肤表面上、下或左、右来回推拉,反复移动数次,直至皮肤红润、充血甚或瘀血为止(图4-38)。此法适宜于面积较大、肌肉丰厚部位,如脊背、腰臀、大腿等部位。

图4-38　走罐法

3. 闪罐法

即将罐拔住后,立即起下,如此反复多次地拔住起下,起下拔住,直至皮肤潮红、充血,或瘀血为度。多用于局部皮肤麻木、疼痛或功能减退等疾患,尤其适用于不宜留罐的患者,如小儿、年轻女性的面部。

4. 刺血拔罐法

又称刺络拔罐法，即在应拔部位的皮肤消毒后，用三棱针点刺出血或用皮肤针叩打后，再将火罐拔于点刺的部位，使之出血，以加强刺血治疗的作用。一般刺血后拔罐留置 10~15 分钟，多用于治疗丹毒、扭伤、乳痈等。

5. 留针拔罐法

简称针罐，即在针刺留针时，将罐拔在以针为中心的部位上，5~10 分钟，待皮肤红润、充血或瘀血时，将罐起下，然后将针起出。此法能起到针罐配合的作用（图 4-39）。

图 4-39　留针拔罐法

三、拔罐的作用和适应范围

拔罐法具有通经活络、行气活血、消肿止痛、祛风散寒等作用，其适应范围较为广泛，一般多用于风寒湿痹、腰背肩臂腿痛、关节痛、软组织闪挫扭伤及伤风感冒、头痛、咳嗽、哮喘、胃脘痛、呕吐、腹痛、泄泻、痛经、中风偏瘫等。

四、起罐方法和注意事项

（一）起罐方法

起罐时，一般先用一手夹住火罐，另一手拇指或食指从罐口旁边按压一下，使气体进入罐内，即可将罐取下（图 4-40）。若罐吸附过强时，切不可用力猛拔，以免擦伤皮肤。

图 4-40　起罐

（二）注意事项

（1）拔罐时要选择适当的体位和肌肉丰满的
部位。若体位不当、移动，骨骼凸凹不平，毛发较多的部位，火罐容易脱落，
均不适用。

（2）拔罐时要根据所拔部位的面积大小而选择大小适宜的罐。操作时必
须动作迅速，做到稳、准、轻、快，才能使罐拔紧、吸附有力。

（3）用火罐时应注意勿灼伤或烫伤皮肤，若烫伤或留罐时间太长而致皮
肤起水泡时，小的无须处理，仅敷以消毒纱布，防止擦破即可；水泡较大时，
可用消毒针将水放出，涂以龙胆紫药水，或用消毒纱布包敷，以防感染。

（4）有出血倾向的疾病，如血友病、血小板减少性紫癜和白血病不宜拔
罐。皮肤有过敏、溃疡、水肿及心脏、大血管分布部位，不宜拔罐。高热抽
搐者，以及孕妇的腹部、腰骶部位，亦不宜拔罐。

第四节　其他针法

一、三棱针法

三棱针古称"锋针"，是一种常用的放血工具（图4-41），由不锈钢材
料制成，针长约6cm，针柄稍粗呈圆柱体，针身呈三棱状，尖端三面有刃，
针尖锋利，常用规格有大号、小号两种。

用三棱针刺破人体的一定部位或腧
穴，放出少量血液，达到治疗疾病的目
的，古人称之为"刺血络"或"刺络"，

图4-41　三棱针

现代称为"放血疗法"。古代对此法十分重视，如《灵枢·九针十二原》提
出："宛陈则除之，去血脉也。"《灵枢·官针》篇更有"络刺""赞刺""豹

纹刺"等具体的记载，表明三棱针刺络放血是一种十分重要而且常用的针刺法。

（一）操作方法

三棱针的针刺方法一般分为点刺法、散刺法、刺络法、挑刺法四种。

1. 点刺法

是快速刺入腧穴放出少量血液或挤出少量黏液的方法。针刺前，在预定针刺部位上下用左手拇食指向针刺处推按，使血液积聚于针刺部位，继之用2%碘酒棉球消毒，再用75%乙醇棉球脱碘。针刺时左手拇、食、中三指固定被刺部位，右手持针，用拇、食两指捏住针柄，中指指腹紧靠针身下端，针尖露出3~5mm，对准已消毒的部位，刺入3~5mm深，随即将针迅速退出，轻轻挤压针孔周围，使出血少许，然后用消毒干棉球按压针孔（图4-42）。点刺多用于指、趾末端的十宣、十二井穴和耳尖及头面部的攒竹、上星、太阳等穴。

2. 散刺法

又称豹纹刺，是对病变局部周围进行点刺的一种方法。根据病变部位大小的不同，可刺10~20针，由病变外缘环形向中心点刺（图4-43），以促使瘀血或水肿得以排除，达到祛瘀生新、通经活络的目的。此法多用于治疗局部瘀血、血肿或水肿、顽癣等。

图4-42　点刺法

图4-43　散刺法

3. 刺络法

是刺入浅表血络（静脉）放出适量血液的
方法。操作时，先用止血带结扎在针刺部位上
端（近心端），然后迅速消毒。针刺时左手拇
指压在被针刺部位下端，右手持三棱针对准针
刺部位的静脉，刺入脉中2~3mm，立即将针退

图4-44　刺络法

出，并松开结扎在针刺部位上端的止血带，使其流出少量血液，出血停止后，
用消毒干棉球按压针孔。当出血时，也可轻轻按压静脉上端，以助瘀血外出，
毒邪得泻（图4-44）。此法多用于曲泽、委中等穴，治疗急性吐泻、中暑、
发热等。

4. 挑刺法

是用三棱针挑破腧穴皮肤或皮下纤维组织以治疗疾病的方法。操作时，
用左手按压施术部位两侧，或捏起皮肤，使皮肤固定，右手持针迅速刺入皮
肤1~2mm，随即将针身倾斜挑破皮肤，使之出少量血液或少量黏液。也有再
刺入5mm左右深，将针身倾斜并使针尖轻轻挑起，挑断皮下部分纤维组织，
然后出针，覆盖敷料。挑刺法常用于治疗肩周炎、胃痛、颈椎病、失眠、支
气管哮喘、血管神经性头痛等。

（二）适应范围

三棱针放血疗法具有通经活络、开窍泻热、消肿止痛等作用。其适应范
围较为广泛，凡各种实证、热证、瘀血、疼痛等均可应用。较常用于某些急
证和慢性病，如昏厥、高热、中暑、中风闭证、咽喉肿痛、目赤肿痛、顽癣、
痈疖初起、扭挫伤、疳证、痔疮、顽痹、头痛、丹毒、指（趾）麻木等。

（三）注意事项

（1）施术前，要做好必要的解释工作，以消除患者顾虑。

（2）严格消毒，防止感染。

（3）点刺时手法宜轻、稳、准、快，不可用力过猛，防止刺入过深，创伤过大，损害其他组织。一般出血不宜过多，切勿伤及动脉。

（4）体质虚弱者、孕妇、产后及有出血倾向者，均不宜使用本法。注意患者体位要舒适，谨防晕针。

（5）每日或隔日治疗 1 次，1~3 次为 1 疗程，出血量多者，每周 1~2 次。一般每次出血量以数滴至 3~5 ml 为宜。

二、皮肤针法

运用皮肤针叩刺人体一定部位或穴位，激发经络功能，调整脏腑气血，以达到防治疾病目的的方法，叫皮肤针法。

皮肤针，又有"梅花针""七星针""罗汉针"之分，是以多支短针组成，用来叩刺人体一定部位或穴位的一种针具。皮肤针法源于古代的"半刺""毛刺""扬刺"等刺法，《灵枢·官针》记载："半刺者，浅内而疾发针，无针伤内，如拔毛状，以取皮气。""扬刺者，正内一，旁内四而浮之，以治寒气之博大者也。""毛刺者，刺浮痹皮肤也。"上述诸法同属浅刺皮肤的针刺方法。《素问·皮部论》说："凡十二经脉者，皮之部也。是故百病之始生也，必先于皮毛。"说明十二皮部与经络、脏腑的密切联系，运用皮肤针叩刺皮部可激发、调节脏腑经络功能，以达到防治疾病的目的。

皮肤针的针头呈小锤形，针柄一般长 15~19cm，一端附有莲蓬状的针盘，针盘下面散嵌着不锈钢短针。根据所嵌不锈钢短针的数目不同，可分别称为梅花针（5 支针）、七星针（7 支针）、罗汉针（18 支针）等；根据针柄的材质不同，有硬柄皮肤针和软柄皮肤针之分。皮肤针针尖不宜太锐，呈松针形，针柄要坚固具有弹性，全束针平齐，防止偏斜、钩曲、锈蚀和缺损。现代又发明了一种滚刺筒，是用金属制成的筒状皮肤针，具有刺激面广、刺激量均匀、使用简便等优点。

（一）操作方法

1. 叩刺部位

皮肤针的叩刺部位，一般可分循经叩刺、穴位叩刺、局部叩刺三种。

（1）循经叩刺：是指循着经脉进行叩刺的一种方法，常用于项背腰骶部的督脉和足太阳膀胱经。督脉为阳脉之海，能调节一身之阳气；五脏六腑之背俞穴，皆分布于膀胱经，故其治疗范围广泛；其次是四肢肘膝以下经络，因其分布着各经原穴、络穴、郄穴等，可治疗各相应脏腑经络的疾病。

（2）穴位叩刺：是指在穴位上进行叩刺的一种方法，主要是根据穴位的主治作用，选择适当穴位予以叩刺治疗，临床常用各种特定穴、华佗夹脊穴、阿是穴等。

（3）局部叩刺：是指在患部进行叩刺的一种方法，如扭伤后局部的瘀肿疼痛及顽癣等，可在局部进行围刺或散刺。

2. 刺激强度与疗程

刺激的强度，根据刺激部位、患者体质和病情不同而决定，一般分轻、中、重三种。

（1）轻刺激：用力稍小，皮肤仅潮红、充血为度。适用于头面部、老弱妇女患者，以及病属虚证、久病者。

（2）重刺激：用力较大，以皮肤有明显潮红，并有微出血为度。适用于压痛点、背部、臀部、年轻体壮患者，以及病属实证、新病者。

（3）中刺激：介于轻刺激与重刺激之间，以局部有较明显潮红，但不出血为度，适用于一般部位及一般患者。

叩刺治疗，一般每日或隔日 1 次，10 次为 1 疗程，疗程间可间隔 3~5 日。

3. 操作

（1）叩刺：针具和叩刺部位用 75% 乙醇消毒后，以右手拇指、中指、无名指握住针柄，食指伸直按住针柄中段，

图 4-45　皮肤针刺法

针头对准皮肤叩击，运用腕部的弹力，使针尖叩刺皮肤后，立即弹起，如此反复叩击。叩击时针尖与皮肤必须垂直，弹刺要准确，强度要均匀，可根据病情选择不同的刺激部位和刺激强度（图 4-45）。

（2）滚刺：是指用特制的滚刺筒，经 75% 乙醇消毒后，手持筒柄，将针筒在皮肤在来回滚动，使刺激范围成为一狭长的面，或扩展成一片广泛的区域。

（二）适应范围

皮肤针的适应范围很广，临床各种病证均可应用，如近视、视神经萎缩、急性扁桃体炎、感冒、咳嗽、慢性肠胃病、便秘、头痛、失眠、腰痛、皮神经炎、斑秃、痛经等。

（三）注意事项

（1）针具要经常检查，注意针尖有无毛钩，针面是否平齐，滚刺筒转动是否灵活。

（2）叩刺时动作要轻捷，正直无偏斜，以免造成患者疼痛。

（3）局部如有溃疡或损伤者不宜使用本法，急性传染性疾病和急腹症也不宜使用本法。

（4）叩刺局部和穴位，若手法重而出血者，应进行清洁和消毒，注意防止感染。

（5）滚刺筒不要在骨骼突出部位滚动，以免产生疼痛或出血。

三、皮内针法

皮内针法，是将特制的小型针具刺入并固定于腧穴部位的皮内作较长时间留针的一种方法，又称"埋针法"。针刺入皮肤后，固定留置一定的时间，给腧穴以长时间的刺激，可调整经络脏腑功能，达到防治疾病的目的。

皮内针的针具有两种。一种呈颗粒型，或称麦粒型，一般长 1cm，针柄形似麦粒；一种呈揿钉型，或称图钉型，长 0.2~0.3cm，针柄呈环形。前一种针身与针柄成一直线，而后一种针身与针柄呈垂直状（图4-46）。

图4-46　皮内针

针刺部位多以不妨碍正常的活动处腧穴为主，一般多选用背俞穴、四肢穴和耳穴等。

（一）操作方法

皮内针、镊子和埋针部位皮肤严格消毒后，进行针刺。

1. 颗粒式皮内针

用镊子夹住针柄，对准腧穴，沿皮下横向刺入，针身可刺入 0.5~0.8cm，针柄留于皮外，然后用胶布顺着针身进入的方向粘贴固定。

2. 揿钉式皮内针

用镊子夹住针圈，对准腧穴，直刺揿入，然后用胶布固定。也可将针圈贴在小块胶布上，手执胶布直压揿入所刺穴位。

皮内针可根据病情决定其留针时间的长短，一般为 3~5 天，最长可达 1

周。若天气炎热，留针时间不宜过长，以 1~2 天为好，以防感染。在留针期间，可每隔 4 小时用手按压埋针处 1~2 分钟，以加强刺激，提高疗效。

（二）适应范围

皮内针法临床多用于某些需要久留针的疼痛性疾病和久治不愈的慢性病证，如神经性头痛、面神经麻痹、胆绞痛、腰痛、痹证、神经衰弱、高血压、哮喘、小儿遗尿、痛经、产后宫缩疼痛等。

（三）注意事项

（1）关节附近不可埋针，因活动时会疼痛。胸腹部因呼吸时会活动，亦不宜埋针。

（2）埋针后，如患者感觉疼痛或妨碍肢体活动时，应将针取出，改选穴位重埋。

（3）埋针期间，针处不可着水，避免感染。

四、电针法

电针法，是将针刺入腧穴得气后，在针具上通以接近人体生物电的微量电流，利用针和电两种刺激相结合，以防治疾病的一种方法。其优点是能代替人作较长时间的持续运针，节省人力，且能比较客观地控制刺激量。

电针器的种类很多，主要有交流、直流可调电针机，脉动感应电针机，音频振荡电针机，晶体管电针机等。目前蜂鸣式电针机、电子管式电针机已被半导体电针机所取代。半导体电针机是用半导体元件制作的电针仪器，交直流电两用，不受电源限制，且具有省电、安全、体积小、携带方便、耐震、无噪音、易调节、性能稳定、刺激量大等特点。它采用振荡发生器，输出接近人体生物电的低频脉冲电流，既可做电针，又可用点状电极或板状电极直接放在穴位或患处进行治疗，在临床广泛应用。

（一）操作方法

1. 配穴处方

电针法的处方配穴与针刺法相同。一般选用其中的主穴，配用相应的辅助穴位，多选同侧肢体的 1~3 对穴位为宜。选穴的方法除了按经络辨证、脏腑辨证选穴外，还可根据神经干通过部位和肌肉神经运动点选穴。

2. 电针方法

针刺入穴位得气后，将输出电位器调至"0"位，负极接主穴，正极接配穴，也有不分正负极，将两根导线任意接在两个针柄上，然后打开电源开关，选好波型，慢慢调节至所需输出电量。通电时间一般在 5~20 分钟，用于镇痛则一般在 15~45 分钟。如感觉弱时，可适当加大输出电流量，或暂时断电 1~2 分钟后再行通电。当达到预定时间后，先将输出电位器退至"0"位，然后关闭电源开关，取下导线，最后按起针方法将针取出。

3. 电流的刺激强度

当电流开到一定强度时，患者有麻、刺感，这时的电流强度称为"感觉阈"。如电流强度再稍增加，患者会突然产生刺痛感，能引起疼痛感觉的电流强度称为电流的"痛阈"。感觉阈和痛阈因人而异。一般情况下在感觉阈和痛阈之间的电流强度，是治疗最适宜的刺激强度。但此间范围较小，须仔细调节。超过痛阈的电流强度，患者不易接受，应以患者能耐受的强度为宜。由于患者对电流刺激量的耐受，在治疗过程中可再作调整。

（二）波形及作用特点

脉冲电是指在极短时间内出现的电压或电流的突然变化，即电容的突然变化构成了电的脉冲。一般电针仪输出的基本波就是这种交流脉冲，常为双向尖形脉冲或双向矩形脉冲。常用的电针输出波型为疏密波、断续波和连续波。

1. 疏密波

是疏波、密波自动交替出现的一种波型，疏、密交替持续的时间各约
1.5 秒，能克服单一波型易产生适应的缺点，作用较大，治疗时兴奋效应占
优势，能增加代谢，促进气血循环，改善组织营养，消除炎性水肿。常用于
出血、扭挫伤、关节周围炎、气血运行障碍、坐骨神经痛、面瘫、肌无力、
局部冻伤等。

2. 断续波

是有节律地时断、时续自动出现的一种波型。断时，在 1.5 秒时间内无
脉冲电输出；续时，是密波连续工作 1.5 秒。断续波型，机体不易产生适应，
作用颇强，能提高肌肉组织的兴奋性，对横纹肌有良好的刺激收缩作用。常
用于治疗痿证、瘫痪等。

3. 连续波

亦叫可调波，是单个脉冲采用不同方式组合而形成。频率由每分钟几十
次至每秒钟几百次不等。频率快的叫密波（或叫高频连续波），一般在 50~
100 次/秒；频率慢的叫疏波（或叫低频连续波），一般是 2~5 次/秒。可用频
率旋钮任意选择疏密波型。高频连续波易抑制感觉神经和运动神经，常用于
止痛、镇静、缓解肌肉和血管痉挛等；低频连续波，短时兴奋肌肉，长时抑
制感觉神经和运动神经，常用于治疗痿证和各种肌肉关节、韧带、肌腱的损
伤及慢性疼痛等。

（三）适用范围

电针可调整人体生理功能，有止痛、镇静、促进气血循环、调整肌张力
等作用。电针的适应范围基本和毫针刺法相同，故其治疗范围较广。临床常
用于各种痛证、痹证和心、胃、肠、膀胱、子宫等器官的功能失调，以及癫

狂和肌肉、韧带、关节的损伤性疾病等，并可用于针刺麻醉。

（四）注意事项

（1）电针刺激量较大，需要防止晕针，体质虚弱、精神紧张者，尤应注意电流不宜过大。

（2）调节电流时，不可突然增强，以防止引起肌肉强烈收缩，造成弯针或折针。

（3）电针仪器最大输出功率在 40W 以上者，最大输出电流应限制在 1mA 以内，防止触电。

（4）毫针的针柄如经过温针火烧之后，表面氧化不导电，不宜使用。若使用，输出导线应夹持针体。

（5）心脏病患者，应避免电流回路通过心脏。尤其是安装心脏起搏器者，应禁止应用电针。在接近延髓、脊髓部位使用电针时，电流量宜小，切勿通电太强，以免发生意外。孕妇亦当慎用电针。

（6）应用电针要注意"针刺耐受"现象的发生，所谓"针刺耐受"就是长期多次反复应用电针，使机体对电针刺激产生耐受，而使其疗效降低的现象。

（7）电针仪器在使用前须检查性能是否完好，如电流输出时断时续，须注意导线接触是否良好，应检查修理后再用。干电池使用一段时间如输出电流微弱，须更换新电池。

五、穴位注射法

穴位注射法，是将药水注入穴位以防治疾病的一种治疗方法。它可将针刺刺激和药物的性能及对穴位的渗透作用相结合，发挥其综合效应，故对某些疾病有特殊的疗效。

（一）操作方法

1. 针具

消毒的注射器和针头，可根据药物剂量大小和针刺深浅选用不同规格的注射器和针头。

2. 穴位选择

选穴原则同针刺法，但作为本法的特点，常可结合经络、穴位按诊法以选取阳性反应点。如在背部、胸腹部或四肢的特定穴部位出现的条索、结节、压痛，以及皮肤的凹陷、隆起、色泽变异等，软组织损伤可选取最明显的压痛点。一般每次 2~4 穴，不宜过多，以精为要。

3. 注射剂量

应根据药物说明书规定的肌内注射剂量，不能过量。作小剂量注射时，可用原药物剂量的 1/5~1/2。一般以穴位部位来分，耳部可注射 0.1 ml，头面部可注射 0.3~0.5 ml，四肢部可注射 1~2 ml，胸背部可注射 0.5~1 ml，腰臀部可注射 2~5 ml。

4. 操作

使患者取舒适体位，选择适宜的消毒注射器和针头，抽取适量的药液，在穴位局部消毒后，右手持注射器对准穴位或阳性反应点，快速刺入皮下，然后将针缓慢推进，达一定深度后产生得气感应，如回抽无血，便可将药液注入。凡急性病、体强者可用较强刺激，推液可快；慢性病、体弱者，宜用较轻刺激，推液可慢；一般疾病，则用中等刺激，推液也宜中等速度。如所用药液较多时，可由深至浅，边推药液边退针，或将注射针向几个方向注射药液。

5. 疗程

急症患者每日 1~2 次，慢性病一般每日或隔日 1 次，6~10 次为 1 疗程。

反应强烈者，可隔 2~3 日 1 次，穴位可左右交替使用。每个疗程间可休息
3~5 日。

（二）适应范围

穴位注射法的适应范围很广，凡是针灸治疗的适应证大部分均可采用本
法，如痹证、腰腿痛等。

（三）常用药物

凡是可供肌内注射用的药物，都可供穴位注射用。常用于制作注射液的
中药有：当归、丹参、红花、板蓝根、徐长卿、灯盏花、补骨脂、柴胡、鱼
腥草、川芎等；西药有：25%硫酸镁，维生素 B_1、B_{12}、C、K_3，0.25%~2%
盐酸普鲁卡因，阿托品，利血平，卡巴克络，麻黄碱，抗生素，生理盐水，
5%~10%葡萄糖等。

（四）注意事项

（1）治疗时应对患者说明治疗特点和注射后的正常反应。如注射后局部
可能有酸胀感，48 小时内局部有轻度不适，有时持续时间较长，但一般不超
过 1 天。

（2）严格无菌操作，防止感染，如注射后局部红肿、发热等，应及时
处理。

（3）注意药物的性能、药理作用、剂量、配伍禁忌、副作用、过敏反
应，及药物的有效期，药液有无沉淀变质等情况。凡能引起过敏反应的药物，
如青霉素、链霉素、普鲁卡因等，必须先做皮试，阳性反应者不可应用。副
作用较强的药物，使用亦当谨慎。

（4）一般药液不宜注入关节腔、脊髓腔和血管内，否则会导致不良后
果。此外，应注意避开神经干，以免损伤神经。

（5）孕妇的下腹部、腰骶部和三阴交、合谷穴等，不宜用穴位注射法，以免引起流产。年老、体弱者，选穴宜少，药液剂量应酌减。

第五章　耳针、头针

第一节　耳　针

耳针，是在耳郭穴位上用针刺或其他方法进行刺激，防治疾病的一种方法。其治疗范围较广，操作方便，且对疾病的诊断也有一定的参考意义。

运用耳穴诊治疾病，早在《灵枢·五邪》就有记载："邪在肝，则两胁中痛……取耳间青脉以去其掣。"《灵枢·厥病》记载："耳聋无闻，取耳中。"历代医学文献也有用针、灸、熨、按摩、耳道塞药、吹药等方法刺激耳郭以防治疾病，以望、触耳郭诊断疾病的论述，并一直为很多医家所应用。这说明我国利用耳穴诊治疾病的历史已相当悠久。为了便于国际研究和交流，我国制定了《耳穴名称与部位的国家标准方案》。

一、耳与经络脏腑的关系

耳与经络之间有着密切的联系，早在 2000 多年前的医学帛书《阴阳十一脉灸经》就记述了"耳脉"，《内经》对耳与经脉、经别、经筋的关系作了较详细的阐述。手太阳、手足少阳、手阳明等经脉、经别都入耳中，足阳明、足太阳的经脉则分别上耳前、至耳上角。六阴经虽不直接入耳，但都通过经别与阳经相合，而与耳相联系。因此，十二经脉都直接或间接上达于耳。奇经八脉中阴、阳跷脉并入耳后，阳维脉循头入耳。所以《灵枢·口问》说："耳者，宗脉之所聚也。"

耳与脏腑的关系密切，据《内经》《难经》等书记载，耳与五脏均有生理上的联系。如《灵枢·脉度》说："肾气通于耳，肾和则耳能闻五音矣。"《难经·四十难》说："肺主声，令耳闻声。"后世医家在论述耳与脏腑的关系时更为详细，如《证治准绳》说："肾为耳窍之主，心为耳窍之客。"《厘正按摩要述》曰："耳珠属肾，耳轮属脾，耳上轮属心，耳皮肉属肺，耳背玉楼属肝。"进一步将耳郭分为心、肝、脾、肺、肾五部，说明耳与脏腑在生理功能上是息息相关的。人体的内脏或躯体发病时，往往在耳郭的相应部位出现压痛敏感、皮肤电特异性改变和变形、变色等反应。参考这些现象来诊断疾病，并通过刺激这些部位可防治疾病。可见，耳不仅与脏腑的生理活动有关，而且与其病理变化也是不可分割的。

二、耳郭表面解剖

耳郭分为凹面的耳前和凸面的耳背表面解剖见图5-1。

图 5-1 耳郭表面解剖

耳轮：耳郭卷曲的游离部分。

耳轮结节：耳轮后上部的膨大部分。

耳轮尾：耳轮向下移行于耳垂的部分。

耳轮脚：耳轮深入耳甲的部分。

对耳轮：与耳轮相对呈"Y"字形的隆起部，由对耳轮体、对耳轮上脚和对耳轮脚三部分组成。

对耳轮体：对耳轮下部呈上下走向的主体部分。

对耳轮上脚：对耳轮向上分支的部分。

对耳轮下脚：对耳轮下向前分支的部分。

三角窝：对耳轮上、下脚与相应耳轮之间形成的凹窝。

耳舟：耳轮与对耳轮之间的凹沟。

耳屏：耳郭前方呈瓣状的隆起。

屏上切迹：耳屏与耳轮之间的凹陷处。

对耳屏：耳垂上方、与耳屏相对的瓣状隆起。

屏间切迹：耳屏和对耳屏之间的凹陷处。

轮屏切迹：对耳轮与对耳屏之间的凹陷处。

耳垂：耳郭下部无软骨的部分。

耳甲部分：耳轮和对耳轮、对耳屏、耳屏及外耳门之间的凹窝。由耳甲艇、耳甲腔两部分组成。

耳甲腔：耳轮脚以下的耳甲部。

耳甲艇：耳轮脚以上的耳甲部。

外耳门：耳甲腔前方的孔窍。

图 5-2　耳穴分布规律图

三、耳穴的分布

耳穴是指分布在耳郭上的一些特定区域。耳穴在耳郭的分布有一定的规律，根据形如胚胎的耳穴分布（图 5-2）看到：与头面相应的穴位在耳垂，与上肢相应的穴位居耳舟，与躯干和下肢相应的穴位在对耳轮体部和对耳轮上、下脚，与内脏相应的穴位集中在耳甲。

四、耳穴的部位和主治

为了方便掌握国家标准《耳穴名称与定位》（GB/T 13734—2008），按耳的解剖将每个部位划分成若干个区，共计有 91 个穴位。耳郭分区及耳穴定位见图 5-3、图 5-4。

图 5-3 耳郭分区示意图

图 5-4 耳穴定位图

（一）耳轮脚及耳轮部

1. 耳中

部位：在耳轮脚上，即耳轮1区。

主治：呃逆，荨麻疹，皮肤瘙痒症，小儿遗尿，咯血。

2. 直肠

部位：近屏上切迹的耳轮处，即耳轮2区。

主治：便秘，腹泻，脱肛，痔疮。

3. 尿道

部位：直肠穴上方，与膀胱穴同水平的耳轮处，即耳轮3区。

主治：尿频，尿急，尿痛，尿潴留。

4. 外生殖器

部位：尿道穴上方，与交感穴同水平的耳轮处，即耳轮4区。

主治：睾丸炎，附睾炎，外阴瘙痒症。

5. 肛门

部位：与对耳轮上脚前缘相对的耳轮处，即耳轮5区。

主治：痔疮，肛裂。

6. 耳尖

部位：耳轮顶端，与对耳轮上脚后缘相对的耳轮处，即耳轮6、7区交界处。

主治：发热，高血压，急性结膜炎，麦粒肿。

7. 肝阳

部位：耳轮结节处，即耳轮8区。

主治：头晕，头痛，高血压。

8. 轮 1—6

部位：在耳轮上，自耳轮结节下缘至耳垂下缘中点，划为五等份，共 6 个点，由上而下，依次为轮 1、轮 2、轮 3、轮 4、轮 5、轮 6，即耳轮 9-12 区及耳垂 3、6、8 区。

主治：扁桃体炎，上呼吸道感染，发热。

（二）耳舟部

1. 指

部位：耳舟的顶部。将耳舟分为六等份，自上而下，第 1 等分为指，即耳舟 1 区。

主治：甲沟炎，手指疼痛和麻木。

2. 风溪

部位：在指、腕两穴之间，即耳舟 1、2 区交界处。

主治：荨麻疹，皮肤瘙痒症，过敏性鼻炎。

3. 腕

部位：耳舟五等份的第 2 部分，平耳轮结节突起处，即耳舟 2 区。

主治：腕部扭伤、肿痛。

4. 肘

部位：耳舟五等份的第 3 部分，腕与肩穴之间，即耳舟 3 区。

主治：肱骨外上髁炎，肘部疼痛。

5. 肩

部位：耳舟第四、五等份，与屏上切迹同水平处，即耳舟 4、5 区。

主治：肩关节周围炎，肩部疼痛。

6. 锁骨

部位：耳舟的第六等份，与屏轮切迹同水平处，即耳舟 6 区。

主治：肩关节周围炎。

（三）对耳轮上脚

1. 跟

部位：对耳轮上脚的前上方，近三角窝上部，即对耳轮 1 区。

主治：足跟痛。

2. 趾

部位：对耳轮上脚的后上方，近耳尖部，即对耳轮 2 区。

主治：甲沟炎，足趾疼痛、麻木。

3. 踝

部位：跟穴与膝穴之间，即对耳轮 3 区。

主治：踝关节扭伤。

4. 膝

部位：对耳轮上脚的中 1/3 处，即对耳轮 4 区。

主治：膝关节肿痛。

5. 髋

部位：对耳轮上脚的下 1/3 处，即对耳轮 5 区。

主治：髋关节疼痛，坐骨神经痛。

（四）对耳轮下脚

1. 坐骨神经

部位：对耳轮下脚的前 1/3 处，即对耳轮 6 区。

主治：坐骨神经痛。

2. 交感

部位：对耳轮下脚的末端，与耳轮交界处，即对耳轮 6 区前端。

主治：胃肠痉挛，心绞痛，胆绞痛，输尿管结石，自主神经功能紊乱。

3. 臀

部位：对耳轮下脚的后 1/3 处，即对耳轮 7 区。

主治：坐骨神经痛。

（五）对耳轮部

1. 腹

部位：腰骶椎前侧耳腔缘，即对耳轮 8 区。

主治：腹痛，腹胀，腹泻，急性腰扭伤。

2. 腰骶椎

部位：在对耳轮体部的上 2/5 处，即对耳轮 9 区。

主治：腰骶部疼痛。

3. 胸

部位：胸椎前侧耳腔缘，即对耳轮 10 区。

主治：胸胁疼痛，胸闷，乳腺炎。

4. 胸椎

部位：在对耳轮体部的中 2/5 处，即对耳轮 11 区。

主治：胸部疼痛，经前乳房胀痛，乳腺炎，产后泌乳不足。

5. 颈

部位：颈椎前侧耳腔缘，即对耳轮 12 区。

主治：落枕，颈项肿痛。

6. 颈椎

部位：在对耳轮体部。将轮屏切迹至对耳轮上、下脚分叉处，从上而下分为五等份，下 1/5 处为颈椎，即对耳轮 13 区。

主治：落枕，颈椎综合征。

（六）三角窝部

1. 角窝上

部位：三角窝前上方，即三角窝 1 区。

主治：高血压。

2. 内生殖器

部位：三角窝前 1/3 处，即三角窝 2 区。

主治：痛经，月经不调，白带过多，功能失调性子宫出血，遗精、早泄。

3. 角窝中

部位：三角窝中 1/3 处，即三角窝 3 区。

主治：哮喘。

4. 神门

部位：在三角窝内，对耳轮上、下脚分叉处稍上方，即三角窝 4 区。

主治：失眠，多梦，痛症，戒断综合征。

5. 盆腔

部位：在三角窝内，对耳轮上、下脚分叉处稍下方，即三角窝 5 区。

主治：盆腔炎。

（七）耳屏部

1. 外耳

部位：屏上切迹前方，近耳轮部，即耳屏 1 区上缘处。

主治：外耳道炎，中耳炎，耳鸣。

2. 外鼻

部位：耳屏外侧面正中稍前，即耳屏 1、2 区之间。

主治：鼻前庭炎，鼻炎。

3. 屏尖

部位：耳屏上部隆起的尖端，即耳屏 1 区后缘处。

主治：发热，牙痛。

4. 肾上腺

部位：耳屏下部隆起的尖端，即耳屏 2 区后缘处。

主治：低血压，风湿性关节炎，腮腺炎，间日疟，链霉素中毒性眩晕。

5. 咽喉

部位：耳屏内侧面上 1/2 处，即耳屏 3 区。

主治：声音嘶哑，咽喉炎，扁桃体炎。

6. 内鼻

部位：耳屏内侧面下 1/2 处，即耳屏 4 区。

主治：鼻炎，鼻窦炎，鼻衄。

（八）对耳屏部

1. 额

部位：对耳屏外侧面的前下方，即对耳屏 1 区。

主治：头晕，头痛，失眠，多梦。

2. 颞

部位：对耳屏外侧面的中部，即对耳屏 2 区。

主治：偏头痛。

3. 枕

部位：对耳屏外侧面的后上方，即对耳屏 3 区。

主治：头晕，头痛，哮喘，癫痫，神经衰弱。

4. 皮质下

部位：对耳屏内侧面，即对耳屏 4 区。

主治：痛症，间日疟，神经衰弱，假性近视。

5. 对屏尖

部位：对耳屏的尖端，即对耳屏 1、2、4 区交点处。

主治：哮喘，腮腺炎，皮肤瘙痒症，睾丸炎，附睾炎。

6. 缘中

部位：对屏尖与轮屏切迹之间，即对耳屏 2、3、4 区交点处。

主治：遗尿，内耳眩晕症。

（九）耳甲腔、耳甲艇部

1. 口

部位：耳轮脚下方前 1/3 处，即耳甲 1 区。

主治：面瘫，口腔炎，胆囊炎，胆结石，戒断综合征。

2. 食管

部位：耳轮脚下方中 1/3 处，即耳甲 2 区。

主治：食管炎，食管痉挛，梅核气。

3. 贲门

部位：耳轮脚下方后 1/3 处，即耳甲 3 区。

主治：贲门痉挛，神经性呕吐。

4. 胃

部位：耳轮脚消失处，即耳甲 4 区。

主治：胃痉挛，胃炎，胃溃疡，失眠，牙痛，消化不良。

5. 十二指肠

部位：耳轮脚上方后部，即耳甲 5 区。

主治：十二指肠溃疡，胆囊炎，胆石症，幽门痉挛。

6. 小肠

部位：耳轮脚上方中部，即耳甲 6 区。

主治：消化不良，腹痛，心动过速，心律不齐。

7. 大肠

部位：耳轮脚上方前部，即耳甲 7 区。

主治：腹泻，便秘，咳嗽，痤疮。

8. 阑尾

部位：大肠、小肠两穴之间，即耳甲 6、7 区交界处。

主治：急性单纯性阑尾炎，腹泻。

9. 艇角

部位：耳甲艇前上角，即耳甲 8 区。

主治：前列腺炎，尿道炎。

10. 膀胱

部位：肾与艇角两穴之间，即耳甲 9 区。

主治：膀胱炎，遗尿，尿潴留，腰痛，坐骨神经痛，后头痛。

11. 肾

部位：对耳轮上、下脚分叉处下方，即耳甲 10 区。

主治：腰痛，耳鸣，神经衰弱，肾盂肾炎，哮喘，遗尿，月经不调，遗精、早泄。

12. 输尿管

部位：肾与膀胱两穴之间，即耳甲 9、10 区交界处。

主治：输尿结石绞痛。

13. 艇中

部位：耳甲艇中央，即耳甲 6、10 区交界处。

主治：腹痛，腹胀，胆道蛔虫症，腮腺炎。

14. 胰胆

部位：肝、肾两穴之间，即耳甲 11 区。

主治：胆囊炎，胆石症，胆道蛔虫症，偏头痛，带状疱疹，中耳炎，耳鸣，听力减退，急性胰腺炎。

15. 肝

部位：耳甲艇的后下部，即耳甲 12 区。

主治：胁痛，眩晕，经前期紧张症，月经不调，更年期综合征，高血压，假性近视，单纯性青光眼。

16. 脾

部位：耳甲腔的后上方，即耳甲 13 区。

主治：腹胀，腹泻，便秘，食欲不振，功能失调性子宫出血，白带过多，内耳眩晕症。

17. 肺

部位：耳甲腔中央周围，即耳甲 14 区。

主治：咳喘，胸闷，声音嘶哑，痤疮，皮肤瘙痒症，荨麻疹，扁平疣，便秘，戒断综合征。

18．心

部位：耳甲腔中央，即耳甲 15 区。

主治：心动过速，心律不齐，心绞痛，无脉症，神经衰弱，癔症，口舌生疮。

19．气管

部位：在耳甲腔内，外耳道口与心穴之间，即耳甲 16 区。

主治：咳喘。

20．三焦

部位：耳甲腔底部，内分泌穴上方，即耳甲 17 区。

主治：便秘，腹胀，上肢外侧疼痛。

21．内分泌

部位：耳甲腔底部，屏间切迹内，即耳甲 18 区。

主治：痛经，月经不调，更年期综合征，痤疮，间日疟。

（十）耳垂部

1．牙

部位：在耳垂 1 区。

主治：牙痛，牙周炎，低血压。

2．舌

部位：在耳垂 2 区。

主治：舌炎，口腔炎。

3. 颌

部位：在耳垂 3 区。

主治：牙痛，颞颌关节功能紊乱。

4. 垂前

部位：在耳垂 4 区。

主治：神经衰弱，牙痛。

5. 眼

部位：在耳垂 5 区。

主治：急性结膜炎，电光性眼炎，麦粒肿，假性近视。

6. 内耳

部位：在耳垂 6 区。

主治：内耳眩晕症，耳鸣，听力减退。

7. 面颊

部位：在耳垂 5 区、6 区交界线周围。

主治：周围性面瘫、三叉神经痛，痤疮，扁平疣。

8. 扁桃体

部位：在耳垂 8 区。

主治：扁桃体炎，咽炎。

9. 目$_1$

部位：耳垂正面，屏间切迹前下方。

主治：假性近视。

10. 目$_2$

部位：耳垂正面，屏间切迹后下方。

主治：假性近视。

（十一）耳背部

1. 上耳根

部位：耳根最上缘。

主治：鼻衄，脊髓侧索硬化症。

2. 耳迷根

部位：在耳背与乳突交界的根部，耳轮脚对应处。

主治：胆囊炎，胆石症，胆道蛔虫症，鼻塞，心动过速，腹痛，腹泻。

3. 下耳根

部位：耳根最下缘。

主治：低血压，下肢瘫痪，小儿麻痹后遗症。

4. 耳背沟

部位：对耳轮上、下脚及对耳轮体在耳背面呈"Y"形的凹沟部。

主治：高血压，皮肤瘙痒症。

5. 耳背心

部位：耳背上部。

主治：心悸，失眠，多梦。

6. 耳背脾

部位：耳轮脚消失处的耳背部。

主治：胃痛，消化不良，食欲不振。

7. 耳背肝

部位：在耳背脾穴的耳轮侧。

主治：胆囊炎，胆石症，胁痛。

8. 耳背肺

部位：在耳背脾穴的耳根侧。

主治：咳喘，皮肤瘙痒症。

9. 耳背肾

部位：在耳背的下部。

主治：头晕，头痛，神经衰弱。

五、耳穴的探查

当人体出现疾病时，往往在耳郭上出现各种阳性反应。耳郭上耳穴部位的阳性反应既是辅助诊断的依据，也是治疗疾病的刺激点。

常用的耳穴探查方法有：望，即用肉眼或放大镜直接观察耳郭皮肤有无变色、变形；压，即用探棒在疾病相应部位，由周围向中心以均匀的压力，仔细探压；查，即用耳穴电子探查仪器，测定有无电阻值降低、电流增大而形成良导点。

六、选穴原则

（一）按部选穴法

即根据病变部位，选取相应耳穴。如胃病取胃穴、肩关节周围炎用肩关节穴等。

（二）按辨证选穴法

即根据中医学理论辨证选取相关穴。如眼病选肝穴、失眠选心穴、脱发取肾穴。

（三）按现代医学理论选穴法

如神经衰弱取皮质下穴、消化道溃疡取皮质下穴和交感穴、月经不调取内分泌穴等。

（四）按经验选穴法

如耳中穴有止呃逆作用、神门穴有止痛镇静作用、耳尖有降压和退热作用。

七、操作方法

在准备选用的穴区内，寻找阳性反应点作为刺激点。若探查不到反应点，则按耳穴定位治疗。先用2％碘酒消毒，再用75％酒精脱碘。

耳穴的刺激方法较多，现介绍一些目前临床常用的方法。

（一）毫针法

是利用毫针针刺耳穴，治疗疾病的一种常用方法。其操作程序如下：

1. 定穴和消毒

以选定耳穴作为针刺点（包括用探棒或耳穴探测仪所测得的敏感点）。针刺前耳穴必须严格消毒，先用2.5％碘酒消毒，再用75％的酒精脱碘，待酒精干后施术。

2. 体位和进针

一般选用坐位，如年老体弱、病重或精神紧张者宜采用卧位，针具选用26-30号粗细的0.3~0.5寸长的不锈钢针。进针时，医者左手拇食二指固定耳郭，中指抵住针刺部的耳背，既可以掌握针刺的深度，又可以减轻针刺疼痛。然后用右手拇、食二指持针，用快速插入的速刺法或慢慢捻入的慢刺法进针均可。刺入深度应视患者耳郭局部的厚薄而定，一般以刺入皮肤2~3分，达软骨后毫针站立不摇晃为准。刺入耳穴后，如局部感应强烈，患者症状往往有即刻减轻感；如局部无针感，应调整针刺的方向、深度和角度。刺激强度和手法依病情、体质、证型、耐受度等综合考虑。

3. 留针和出针

留针时间一般15~30分钟，慢性病、疼痛性疾病留针时间适当延长。留针期间，每隔10min运针1次。出针是一次治疗的结束动作，医者左手托住耳郭，右手迅速将毫针垂直拔出，再用消毒干棉球压迫针孔，以免出血。

（二）电针法

针刺获得针感后，接上电针机两个极，具体操作参照电针法。通电时间一般以10~20分钟为宜。适应于神经系统疾患、内脏痉挛、哮喘等。

（三）埋针法

是将皮内针埋入耳穴治疗疾病的方法，适用于慢性疾病和疼痛性疾病，起到持续刺激、巩固疗效和防止复发的作用。

使用时，左手固定常规消毒后的耳部，右手用镊子夹住皮内针柄，轻轻刺入所选耳穴，再用胶布固定。一般患侧耳郭，必要时埋双耳，每日自行按压3~5次，每次留针3~5日，5次为1疗程。

（四）压丸法

即在耳穴表面贴敷压丸的一种简易疗法。此法既能持续刺激穴位，又安全无痛，无副作用，目前广泛应用于临床。

压丸所选材料就地取材，如王不留行籽、油菜籽、小米、绿豆、白芥子以及磁珠等。临床现多用王不留行籽，因其表面光滑，大小和硬度适宜。应用前用沸水烫洗 2 分钟，晒干装瓶备用。应用时，将王不留行籽贴附在 0.6cm×0.6cm 大小胶布中央，用镊子夹住，贴敷在选用的耳穴上。每日自行按压 3~5 次，每次每穴按压 30~60 s，3~7 日更换 1 次，双耳交替。刺激强度视患者情况而定，一般儿童、孕妇、年老体弱、神经衰弱者用轻刺激法，急性疼痛性病证宜用强刺激法。

（五）穴位注射法

将微量药物注入耳穴的治疗方法。一般使用结核菌素注射器配 26 号针头，依病情吸取选用的药物，左手固定耳郭，右手持注射器刺入耳穴的皮内或皮下，行常规皮试操作，缓缓推入 0.1~0.3 ml 药物，使皮肤呈小皮丘，耳郭有痛、胀、红、热等反应，完毕后用消毒干棉球轻轻压迫针孔，隔日 1 次。

八、注意事项

（1）严格消毒，防止感染。因耳郭暴露在外，表面凹凸不平，结构特殊，针刺前必须严格消毒，有创面和炎症部位禁针。针刺后如针孔发红、肿胀，应及时涂 2.5% 碘酒，防止化脓性软骨膜炎的发生。

（2）对扭伤和运动障碍的患者，进针后应嘱其适当活动患部，有助于提高疗效。

（3）有习惯性流产的孕妇应禁针。

（4）患有严重器质性病变和伴有高度贫血者不宜针刺，对严重心脏病、高血压者不宜行强刺激法。

（5）耳针治疗时亦应注意防止发生晕针，一旦发生应及时处理。

第二节　头　针

头针又称头皮针，是在头部特定的穴刺激线进行针刺防治疾病的一种方法。头针的理论依据主要有二：一是根据脏腑经络理论，二是根据大脑皮层的功能定位在头皮的投影，选取相应的头穴线。

头针是在传统的针灸理论基础上发展起来的，早在《素问·脉要精微论》中就指出"头为精明之府"，"头为诸阳之会"，手足六阳经皆上循于头面，六阴经中手少阴与足厥阴经直接循行于头面部，所有阴经的经别和阳经相合后上达于头面。有关头针治疗各种疾病，《内经》有所记载，后世《针灸甲乙经》及《针灸大成》等文献有进一步扩展。

目前头针广泛应用于临床，经多年实践，对头针穴线的定位、适应范围和刺激方法积累了更多的经验，头针已成为世界一些国家临床医生常用的治疗方法之一。为了适应国际上头针疗法的推广和交流，促进其进一步发展，中国针灸学会按分区定经、经上选穴，并结合古代透刺穴位的方法，拟定了《头皮针穴名标准化国际方案》（以下简称《标准化方案》），并于 1984 年在日本召开的世界卫生组织西太区会议上正式通过。本书对标准头穴线的名称和定位的编写，依据《标准化方案》内容。

图 5-5　《标准化方案》额区

一、标准头穴线的定位和主治

标准头穴线均位于头皮部位，按颅骨的解剖名称分额区、顶区、颞区、枕区 4 个区，14 条标准线（左侧、右侧、中央共 25 条）。兹将定位及主治分述如下：

（一）额中线

【部位】在头前部，从督脉神庭穴向前引一条长 1 寸的线（图 5-5）。

【主治】癫痫、精神失常、鼻病等。

（二）额旁 1 线

【部位】在头前部，从膀胱经眉冲穴向前引一条长 1 寸的线（图 5-5）。

【主治】冠心病、支气管哮喘、支气管炎、失眠及鼻病等。

（三）额旁 2 线

【部位】在头前部，从胆经头临泣穴向前引一条长 1 寸的线（图 5-5）。

【主治】急慢性胃炎、胃及十二指脂溃疡、肝胆疾病等。

（四）额旁 3 线

【部位】在头前部，从胃经头维穴内侧 0.75 寸起向下引一条长 1 寸的线（图 5-5）。

【主治】功能失调性子宫出血、阳痿、遗精、子宫脱垂、尿频、尿急等。

（五）顶中线

【部位】在头顶部，督脉百会穴至前顶穴之间的连线（图 5-6）。

【主治】腰腿足病，如瘫痪、麻木、疼痛，以及皮层性多尿、脱肛、小儿夜尿、高血压、头顶痛等。

图 5-6　《标准化方案》顶区（1）

（六）顶颞前斜线

【部位】在头顶部、头侧部，头部经外奇穴前神聪（百会前 1 寸）与颞部胆经悬厘之间的连线（图 5-7）。

图 5-7　《标准化方案》顶区（2）

【主治】分为 5 等份，上 1/5 治疗对侧下肢和向躯干瘫痪，中 2/5 治疗对侧上肢瘫痪，下 2/5 治中枢性瘫痪、运动性失语、流涎、脑动脉粥样硬化等。

（七）顶颞后斜线

【部位】在头顶部、头侧部，顶颞前斜线之后 1 寸，与其平行的线。督脉百会与颞部胆经曲鬓穴之间的连线（图 5-7）。

【主治】全线分为 5 等份，上 1/5 治疗对侧下肢和躯干感觉异常，中 2/5 治疗对侧上肢感觉异常，下 2/5 治疗头面部感觉异常。

（八）顶旁 1 线

【部位】在头顶部，督脉旁 1.5 寸，从膀胱经通天穴向后引一条长 1.5 寸的线（图 5-8）。

图 5-8　《标准化方案》顶区与颞区

【主治】腰腿病证，如瘫痪、麻木、疼痛等。

（九）顶旁 2 线

【部位】在头顶部，督脉旁开 2.25 寸，从胆经正营穴向后引一条长 1.5 寸的线到承灵穴（图 5-8）。

【主治】肩、臂、手等病证，如瘫痪、麻木、疼痛等。

（十）　颞前线

【部位】在头的颞部，胆经颔厌穴与悬厘穴的连线（图5-8）。

【主治】偏头痛、运动性失语、周围性面瘫等。

（十一）　颞后线

【部位】在头的颞部，胆经率谷穴与曲鬓穴的连线（图5-8）。

【主治】偏头痛、耳鸣、耳聋、眩晕等。

（十二）　枕上正中线

【部位】在后头部，即督脉强间穴至脑户穴之间的一条长1.5寸的线（图5-9）。

图5-9　《标准化方案》枕区

【主治】眼病、足癣等。

（十三）　枕上旁线

【部位】在后头部，由枕外粗隆督脉脑户穴旁开0.5寸起，向上引一条长1.5寸的线

【主治】皮层性视力障碍、白内障、近视等。

（十四）　枕下旁线

【部位】在后头部，从膀胱经玉枕穴向下引一条长2寸的线（图5-9）。

【主治】小脑疾病引起的平衡障碍、后头痛等。

二、头针的适应证

头针主要用于治疗脑源性疾病，如中风偏瘫、肢体麻木、失语、皮层性多尿、眩晕、耳鸣、舞蹈病、癫痫、脑瘫、精神发育迟滞、震颤麻痹、假性球麻痹等。此外，也可治疗头痛、脱发、脊髓性截瘫、高血压、精神病、失眠、眼病、鼻病、肩周炎、腰腿痛、各种疼痛性疾病等常见病和多发病。

三、头针的操作方法

（一）体位

根据病情，明确诊断，选定头穴线。取得患者合作后，取坐位或卧位，局部常规消毒。

（二）进针

一般选用 28～30 号长 1.5～3 寸的毫针，针与头皮呈 30°夹角，快速将针刺入头皮下，当针尖达到帽状腱膜下层时，指下感到阻力减小，使针与头皮平行，继续捻转进针，根据不同穴区可刺入相应深度。

（三）针刺手法

一般以拇指掌面和食指桡侧面夹持针柄，以食指的掌指关节快速连续屈伸，使针身左右旋转，捻转速度每分钟 200 次左右。进针后持续捻转 2～3 分钟，留针 20～30 分钟，留针期间反复操作 2～3 次即可起针。按病情需要可适当延长留针时间，偏瘫患者留针期间嘱其活动肢体（重症患者可作被动活动），有助于提高疗效。一般经 3～5 分钟刺激后，部分患者在病变部位会出现热、麻、胀、抽动等感应。

（四）起针

刺手夹持针柄轻轻捻转松动针身，押手固定穴区周围头皮，如针下无紧涩感，可快速抽拔出针，也可缓慢出针。出针后需用消毒干棉球按压针孔片刻，以防出血。

四、头针的注意事项

（1）因为头部有毛发，故必须严格消毒，以防感染。

（2）由于头针的刺激较强，刺激时间较长，医者必须注意观察患者表情，以防晕针。

（3）婴儿由于颅骨缝骨化不完全，不宜采用头针治疗。

（4）中风患者，急性期如因脑溢血引起有昏迷、血压过高时，暂不宜用头针治疗，须待血压和病情稳定后方可做头针治疗。如因脑血栓形成引起偏瘫者，宜及早采用头针治疗。凡有高热、急性炎症和心力衰竭时，一般慎用头针治疗。

（5）由于头皮血管丰富，容易出血，故出针时必须用干棉球按压针孔1~2分钟。

（6）头穴标准线上除用毫针刺激外，尚可配合电针、艾灸、按压等法进行施治。

参考文献

［1］　赵吉平，符文彬. 针灸学［M］. 北京：人民卫生出版社，2020.

［2］　沈雪勇，王华. 针灸学［M］. 2 版. 北京：人民卫生出版社，2007.

［3］　中国科学技术协会. 中国针灸学学科史［M］. 北京：中国科学技术出版社，2021.

［4］　程莘农. 中国针灸学［M］. 5 版. 北京：人民卫生出版社，2019.